肾脏病透析临床答疑手册

熊维建　主编

陈亮　吴李莉　赵文芳　副主编

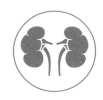

重庆出版集团　重庆出版社

图书在版编目(CIP)数据

肾脏病透析临床答疑手册 / 熊维建主编 ; 陈亮, 吴李莉,
赵文芳副主编. —重庆 : 重庆出版社, 2023.7
ISBN 978-7-229-17769-0

Ⅰ.①肾… Ⅱ.①熊… ②陈… ③吴… ④赵…
Ⅲ.①肾疾病—血液透析—手册 Ⅳ.①R692.05-62

中国国家版本馆CIP数据核字(2023)第118764号

肾脏病透析临床答疑手册
SHENZANG BING TOUXI LINCHUANG DAYI SHOUCE
熊维建 主编 陈 亮 吴李莉 赵文芳 副主编

责任编辑:陈 冲
责任校对:何建云
装帧设计:鹤鸟设计

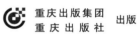
重庆出版集团
重庆出版社 出版

重庆市南岸区南滨路162号1幢 邮政编码:400061 http://www.cqph.com
重庆升光电力印务有限公司印刷
重庆出版集团图书发行有限公司发行
全国新华书店经销

开本:787mm×1092mm 1/32 印张:6.375 字数:140千
2023年7月第1版 2023年7月第1次印刷
ISBN 978-7-229-17769-0

定价:46.00元

如有印装质量问题,请向本集团图书发行有限公司调换:023-61520678

《肾脏病透析临床答疑手册》
编委会

主　　编：熊维建

副 主 编：陈　亮　　吴李莉　　赵文芳

校　　对：赵文芳　　张　媛

参编人员：王　立　　冉　婕　　夏　赢

　　　　　高雨洁　　朱　瑜　　宋深夜

　　　　　黄圣洁　　雷　鹏　　周　巡

前 | 言

　　为了推进血液透析室的标准化、规范化、精细化管理，重庆市中医院血透中心根据2021版血液净化SOP标准，结合临床实践，收集整理了肾脏病透析相关的近400个常见问题及其解答，这些问题主要涉及血液净化标准规程、肾脏病学相关知识、医院感染管理防控知识、血透室急危重症护理技术等内容。

　　本书编者长期从事中医肾脏病临床诊疗工作、血液透析临床工作，他们把自己的临床实践经验整理成书，希望能为广大血液透析临床工作者提供有益的帮助，为专科工作者专科理论与技能的提升、综合救治能力的提高出一份力！

目 录
CONTENTS

第二篇
肾脏病学知识————115

第一篇

血液净化标准操作规程

第一章
血液透析室(中心)质量管理标准操作规程

一、血液透析室（中心）感染控制标准

1.为满足工作需要，符合医院感染管理科要求，血液透析室（中心）应设置哪些区域？

清洁区：治疗准备室、水处理间、清洁库房、配液间、复用后透析器储存间及医护人员办公室和生活区。

潜在感染风险区：透析治疗室、专用手术室/操作室、接诊室及患者更衣室。

污染区：透析器复用间、污物处理室及洁具间。

2.《医院消毒卫生标准》（GB 15982—2012）中医院环境分为几类，各自有何不同的消毒标准？

Ⅰ类环境：层流洁净手术室、层流洁净病房。

要求空气≤10 CFU/m³，物表≤5 CFU/cm²，医护人员手≤5 CFU/cm²。

Ⅱ类环境：普通手术室、供应室无菌区、产房、婴儿室、早产儿室、保护性隔离病室、烧伤病室、ICU室等。

要求空气≤200 CFU/m³，物表≤5 CFU/cm²，医护人员手≤5 CFU/cm²。

Ⅲ类环境：儿科病房、妇产科检查室、注射室、换药室、治疗室、供应室清洁区、急诊室、化验室、各类普通病房和房间。

要求空气≤500 CFU/m³，物表≤10 CFU/cm²，医护人员手≤10 CFU/cm²。

血透室的治疗准备室和透析治疗室应当达到Ⅲ类环境标准。

Ⅳ类环境：感染性疾病科。

要求物表≤15 CFU/cm²，医护人员手≤15 CFU/cm²。

以上Ⅰ～Ⅳ类环境都不得检出致病性微生物。

3.什么叫一个透析单元？

一台透析机与一张透析床（或椅）称为一个透析单元。透析单元间距不少于1.0 m，配备供氧装置、中心负压接口或配备可移动负压抽吸装置，配置电源插座组及安全保护装置、反渗水供给接口、透析液排水接口等。

4.库房有哪些管理要求？

库房应符合《医院消毒卫生标准》中规定的Ⅲ类环境；应分别设置干性物品库房和湿性物品库房，进入透析治疗区的所有物品不得再返回库房。

5. 水处理间面积应为水处理装置占地面积的几倍以上？

1.5倍。

6. 水处理间与配液间有哪些管理规范？

水处理间、配液间应授权封闭管理。

地面应保持清洁、干燥，不得堆放杂物。

使用过的透析液桶、消毒液桶等应放置在专门污染区，不能与未使用桶装液体混放。

各种水质监测工具应独立存放，保存完好，保证效期、功能状态正常。

透析浓缩液配制前，须对透析干粉进行二人查对，现用现配。

水处理间与配液间应符合《医院消毒卫生标准》（GB 15982—2012）中规定的Ⅲ类环境标准。

7. 如何管理透析器的复用？

乙型肝炎病毒、丙型肝炎病毒、HIV 和梅毒感染患者不得复用透析器/血滤器。可复用透析器/血滤器必须获得国家食品药品监督管理局的批准。

负责透析复用的人员，必须经过培训合格后方可上岗工作。

8. 未设置隔离透析室/区独立物品通道，物品应如何流动？

清洁区→普通透析治疗室/区→丙型病毒性肝炎隔离透析治疗室/区→乙型病毒性肝炎隔离透析治疗室/区。被污染且未经消毒的物品不得逆向流动。

9. 传染病隔离透析治疗室/区配备的透析操作用品车应满足哪些操作规范？区域内的设备和物品应如何管理？

应配备专用的透析操作用品车，且不能在隔离透析治疗室/区和普通透析治疗室/区交叉使用。区域内的设备和物品，如病历、血压计、听诊器、治疗车、机器等应有明确标识。

10. 传染病隔离透析治疗室/区的护理人员应如何保护自身？

同一班次的护理人员不能交叉管理传染病隔离透析治疗室/区和普通透析治疗室/区的透析患者。护理人员还须佩戴防护面罩和穿隔离服等。

11. 乙型肝炎病毒重叠丙型肝炎病毒感染的患者如何透析？

应在隔离透析治疗室/区进行专机血液透析。如条件实在有限，可在乙肝透析治疗区透析，但须相对固定透析机位，并安排末班透析。

12. 多久对透析室空气、物体、机器表面及部分医务人员手抽样进行一次病原微生物的培养监测？

每月。

13. 血液透析室（中心）内的空气平均细菌菌落总数的合格范围是什么？物体表面平均细菌菌落总数的合格范围是什么？医务人员卫生手消毒后手表面细菌菌落总数的合格范围是什么？

空气平均细菌菌落总数应≤4 CFU/（5 min·9 cm 直径平皿）。

物体表面平均细菌菌落总数应≤10 CFU/cm²。

医务人员卫生手消毒后手表面细菌菌落总数应≤10 CFU/cm²。

14. 患者化验感筛时机如何判断？

①首次开始血液透析的患者；

②由其他血液透析室（中心）转入的患者；

③近期接受血液制品治疗的患者，即使血源性传染疾病标志物检测阴性，也建议1～6个月内重复检测传染病标志物；

④长期透析的患者应每6个月检查一次，且保留原始记录并作好登记。

15. 含氯消毒制剂的浓度应如何选择？

①采用500 mg/L浓度的含氯消毒剂或其他有效消毒

剂对透析机外部等物品表面擦拭消毒；

②如果有血液污染，应立即用含 2000 mg/L 浓度含氯消毒剂的一次性使用布巾擦拭或者使用可吸附的材料清除血迹后，再用 500 mg/L 浓度的含氯消毒剂擦拭消毒。

16. 首次开始血液透析、由其他血液透析室（中心）转入、既往或现患肺结核的患者应增加什么检测？

应进行胸部 X 线和/或肺部 CT 以及结核感染标志物检测。

17. 按照血液透析室（中心）发生院内感染的上报要求，哪些事件的发生应当在 12 h 内向所在地的县级地方人民政府卫生行政部门报告，并同时向所在地疾病预防控制机构报告？

①5 例以上的医源性感染暴发事件；

②由于医源性感染暴发直接导致患者死亡的事件；

③由于医源性感染暴发导致 3 人以上人身损害后果的事件。

18. 医疗机构发生何种情形时，应当按照《国家突发公共卫生事件相关信息报告管理工作规范（试行）》的要求进行报告？

①10 例以上的医源性感染暴发事件；

②发生特殊病原体或者新发病原体的医源性感染

事件；

③可能造成重大公共影响或者严重后果的医源性感染事件。

19.血液透析室（中心）新发传染病患者的上报要求是什么？

①发现甲类传染病和乙类传染病中的肺炭疽、传染性非典型肺炎、脊髓灰质炎、人感染高致病性禽流感患者或疑似患者，或发现其他传染病和不明原因疾病暴发时，于2 h内上报；

②其他乙类、丙类传染病患者或疑似患者诊断后，于24 h内上报；

③新发传染病的血液透析患者应填写传染病报告表。

20.被HBV阳性患者血液、体液污染的锐器刺伤后的预防措施？

①未接种乙型肝炎病毒疫苗者，应注射乙型肝炎病毒免疫球蛋白和接种疫苗；

②接种过疫苗且HBsAb阳性者，无需处理；

③接种过疫苗且HBsAb阴性者，应注射乙型肝炎病毒免疫球蛋白和接种疫苗；

④乙肝病毒感染状况不明确者，应注射乙型肝炎病毒免疫球蛋白和接种疫苗，同时检测乙肝病毒血清学标志，根据结果确认是否接种第2、第3针乙肝疫苗。建

议在最后一剂疫苗接种1~2个月后进行病毒抗体追踪检测。

21.被HCV阳性患者血液、体液污染的锐器刺伤后的预防措施？

建议于接触4~6个月后进行丙肝抗体和丙氨酸转氨酶基线检测和追踪检测。

22.应如何管理监护仪、除颤器、输液泵、复用氧气湿化瓶、理疗仪等公用医疗器械的使用？

一人一用一消毒。

23.医务人员在接触哪些情况时应洗手和/或使用速干手消毒剂进行卫生手消毒？

二前三后：接触患者前；清洁、无菌操作前，包括进行侵入性操作前；暴露患者体液风险后，包括接触患者黏膜、破损皮肤或伤口、血液、体液、分泌物、排泄物、伤口敷料之后；接触患者后；接触患者周围环境后，包括接触患者周围的医疗相关器械、用具等物体表面后。

24.哪些情况下应洗手，不可单纯使用速干手消毒剂进行卫生手消毒？

手部有血液或其他体液等肉眼可见的污染；可能接触艰难梭菌、肠道病毒等对速干手消毒剂不敏感的病原微生物；便前、便后。

25.哪些情况下医务人员应先洗手，然后进行卫生手消毒？

接触传染病患者的血液、体液和分泌物以及被传染性病原微生物污染的物品；直接为传染病患者进行检查、护理、治疗或处理传染病患者的污物。

26.戴手套能否代替手卫生？

不能，戴手套前和脱手套后应进行手卫生。

27.戴手套的时机是什么？如何选择合适的手套？

接触患者或透析单元内可能被污染的物体表面时应戴清洁手套；注射药物、抽血、处理血标本、处理插管及通路部位、处理或清洗透析机等操作时应戴清洁手套；接触不同患者、进入不同治疗单元、清洗不同机器时应戴清洁手套；进行深静脉插管、拔管和连接血管通路以及移植物内瘘穿刺时应戴无菌手套；处理医疗污物或医疗废物时应戴清洁手套；复用透析器的工作人员应戴清洁手套。

28.哪些情况下无需戴手套？

透析前准备（透析机检测、安装及冲洗管路和透析器）时；测量患者血压等体检操作时；离开透析单元时，应脱下手套，并进行洗手或卫生手消毒；配制各种药品时；接触医疗文件时；接触门把手、电脑、键盘、电话等公用物品时；接触手机等个人用品时。

29. 医疗污物及废物的处理原则？

①应遵循《医疗废物管理条例》及其配套文件的要求进行分类管理，封闭转运。

②使用专用包装袋或容器，包装应防渗漏、遗撒和穿漏；按规定的时间、线路移送到暂时存放的专用设施，并定期清洁消毒；存放时间不得超过24 h。

③排出的污水应遵循《医疗机构水污染物排放标准》（GB 18466—2016）的要求处理。

二、血液透析医疗质量管理

1. 血液透析质量管理结果指标有哪些？

Kt/V 和 URR 控制率：单位时间内，spKt/V 大于 1.2 且 URR 大于 65% 的维持性血液透析患者比例。

透析间期体重增长控制率：透析期间体重增长小于 5% 的维持性血液透析患者比例。

动静脉内瘘长期生存率：同一动静脉内瘘持续使用时间大于 2 年的维持性血液透析患者比例。

2. 血液透析并发症管理结果指标有哪些？

高血压控制率：透前血压<140/90 mmHg 的 60 岁以下患者和透前血压<160/90 mmHg 的 60 岁以上患者占同期维持性血液透析患者的比例。

肾性贫血控制率：单位时间内，血红蛋白≥110 g/L

的维持性血液透析患者比例。

CKD-MBD 指标控制率：血钙水平在 2.10 ~ 2.50 mmol/L，血磷水平在 1.13 ~ 1.78 mmol/L，iPTH 水平在正常值上限 2 ~ 9 倍。

血清白蛋白控制率：单位时间内，血清 ALB>35 g/L 的维持性血液透析患者比例。

3. 血液透析患者医疗质量管理指标中关于乙型肝炎、丙型肝炎、梅毒和艾滋病的标志物检测频度及治疗区域安排是什么？

检测频度：新导入或新转入患者即时检测；长期透析患者每 6 个月一次；阳性转阴性患者前 6 个月每月一次，后 6 个月每 3 个月一次；新发患者的密切接触者即时检测。

治疗区域安排：首次转阴患者自转阴之日起 6 个月继续在隔离治疗区血液透析；持续阴性 6 个月以上患者，可于非隔离区进行血液透析。艾滋病患者不能解除隔离。

4. 血透治疗药品配制及使用原则有哪些？

①操作台上多种药物要使用阻隔措施；

②配药时应遵循一药一具，不得交叉使用；

③静脉药物现用现配；

④治疗过程中所需的肝素溶液、低分子肝素制剂、

红细胞生成刺激剂、铁剂等药品的配制，必须在透析治疗准备室针对每位患者进行配制；

⑤配制后的药品直接送至每位患者的透析单元，标识清楚，一人一用，已经进入透析治疗室/区的药品不可返回透析治疗准备室；

⑥为指定患者配制的、已进入透析单元的未使用药品不能被用于其他患者；

⑦配制好的药品注明患者姓名、药品名称、剂量及配制时间，放置在专用无菌治疗盘内备用，根据药品说明书要求存放，存放时间不能超过 2 h；

⑧药品配制前后应二人查对并签名，药品使用前应再次进行查对。

5. 开包后的透析用医疗用品的使用要求及有效使用时间？

开包后的透析用医疗物品应封闭保存，并注明开包时间，有效使用时间不超过 4 h。

6. 透析过程中如发生透析器破膜或传感器渗漏该如何处理？

在透析结束时立即进行透析机消毒，传感器渗漏至根部时应更换透析机内部传感器，经处理后的透析机方可再次使用。

第二章
血液透析患者管理标准操作规程

1. 血液透析患者营养不良的常见诱因？

摄食减少和厌食症；高分解代谢状态；炎症和其他共存疾病；胰岛素抵抗；代谢性酸中毒；血液透析相关原因（透析不充分、透析丢失等）；膳食限制；药物不良反应。

2. 血液透析患者营养状况的评估内容？

临床调查：病史、体格检查、社会心理因素调查。

饮食评估：目前多采用氮表现率蛋白当量（PNA）或蛋白分解代谢率（PCR）。

人体测量：无水肿体重、BMI、肱三头肌皮褶厚度和上臂肌围、人体成分测定等。

生化指标：血清白蛋白、透析前后的尿素氮、前白蛋白、转铁蛋白、血脂等。

主观综合性评估：主观综合营养评估（SGA）及营养不良炎症评分法（MIS）。

人体成分分析：BCM、双能X线吸收法、CT或MRI。

3. 血液透析患者营养管理的主要目的？

预防和纠正蛋白质-能量消耗（PEW）。蛋白质-能量消耗是一种多种疾病导致的蛋白代谢异常，特别是肌肉合成和分解异常以及能量储备下降的病理生理状态，临床表现为营养和热量摄入不足、低体重指数、低血清白蛋白、微炎症状态及进行性骨骼肌消耗。PEW 与疾病的炎症状态相互促进，形成恶性循环，加速动脉病变，影响患者生存质量，增加死亡率。

4.透析患者的营养治疗方案？

膳食咨询，充分透析，防治代谢性酸中毒，在快速的分解和代谢过程中给予强化药物治疗和营养支持。

5.什么是最佳干体重？

透析后可耐受的最低体重，此时患者仅有极轻微的低血容量或血容量过多的症状或体征。

6.透析患者容量的评估内容有哪些？

病史和体格检查：透析间期是否出现直立性低血压的症状，透析中是否出现提示目标干体重过低的症状。注意体重与血压测定，透析前颈静脉搏动、外周或肺部听诊及水肿体征检查。

临床检验：血清钠、血清钙及血浆钠尿肽浓度测定。

一般使用生物阻抗容积描记法、相对血浆容量监测、下腔静脉直径测定等较为精确的方法。

7.血液透析患者的容量管理方法？

以控制钠盐摄入为主，限制水、钠摄入量；避免透析间期体重增长过多；准确评估干体重；在数日到数周期间调整目标体重；对于难以降低目标干体重的患者，可延长透析时间、增加透析频率或进行可调钠透析。

8. 血透患者如何逐渐降低目标干体重？

每次透析增加 0.5 L 超滤量，若不能耐受，尝试每次透析增加 0.2 L 超滤量。

9. 血液透析患者进行运动锻炼的好处有哪些？

改善患者钙磷代谢、营养状态、生活质量、心理与睡眠状况，防止肌肉萎缩，提高免疫、心肺功能与透析充分性，有助于控制血压与血糖。

10. 血液透析患者制定个体化运动处方遵循的原则是什么？

应遵循 FITT 原则。

运动频率（Frequency）：每周 3～5 次，每次 30～60 min。

运动强度（Intensity）：中低强度的运动量为宜。

运动时间（Time）：非透析期为饭后 2 h，透析期为透析治疗过程的前 2 h 或治疗过程中。

运动方式（Type）：灵活性运动、有氧运动、抗阻力运动。

11. 终止运动的指征有哪些？

出现明显疲劳、与运动不相符的呼吸困难、胸痛、快速或不规则心律失常、低血压或高血压发作、头痛或嗜睡、肌肉痉挛、关节疼痛等明显不适。

第三章
透析用水处理设备及透析用水质量控制

1. 透析用水和透析液/置换液生物污染物检测与标准是多少？

①每年每台机器进行一次透析液的细菌和内毒素检测；

②细菌总数小于等于100 CFU/mL、大于50 CFU/mL应给予干预；

③透析用水内毒素含量小于等于0.25 U/mL、大于0.125 EU/mL应给予干预；透析液内毒素≤0.5 EU/mL，超过最大允许水平的50%应进行干预；

④置换液无菌、无致热源，内毒素<0.03 EU/mL、细菌数<1×10⁻⁶ CFU/mL。

2. 透析用水处理设备管理规范有哪些？

项目	监测频率	合格标准	监测方法
硬度	每天一次（透析治疗前）	<1GPG（或17.1 mg/L）	打开树脂罐（软水器）的出水取样阀，放水至少60 s后，采集样本

续表

项目	监测频率	合格标准		监测方法
总氯	每天一次	总氯含量≤0.1 mg/L		水处理设备运转至少15 min后开启活性炭罐出水取样阀取样
生物污染物	细菌培养应至少每月一次	细菌总数≤100 CFU/mL	≥50 CFU/mL 干预	供水回路末端放水60 s后用75%乙醇消毒擦拭出水口3次，待乙醇完全挥发后方可采样
	内毒素检测至少每3个月一次	内毒素含量≤0.25 EU/mL	>0.125 EU/mL 干预	
化学污染物	每年一次	符合《血液透析及相关治疗用水》(YY 0572—2015)的要求		同生物污染监测

3.透析用水前处理系统的组成是什么？其维护时应注意哪些点？

前处理系统的组成：砂滤器、砂滤器反向冲洗循环、滤芯式过滤器、软水器、软水器盐箱、软水器再生循环、活性炭吸附器。

维护要点：

①每天巡视观察砂滤、树脂、活性炭罐控制阀（头）的工作情况，各控制器的显示时间应与当前时间相符，误差大于30 min应校准；

②确保盐缸内有足够的盐溶液，盐充足的标准为盐

箱内持续可见未溶解盐，发现盐量不足时，应及时添加；

③每天监测前处理系统滤芯式滤器的出入口压力，当水阻压力（入口压力减去出口压力）大于 0.06 MPa 时应更换滤芯；④更换周期应小于 3 个月。

4. 反渗透水处理设备主机在日常维护时应观察哪些内容？

工作时观察高压泵出口、反渗透机产水与排水的压力，反渗透机进水、产水的电导率变化，产水与排水的流量，进水温度等重要参数。

5. 在水处理系统运行过程中，什么情况下需要更换反渗膜？

①透析用水处理设备的产水水质下降，脱盐率下降至 95% 以下，清洗无效；

②产水量不能满足需要，清洗无效，排除其他可纠正因素；

③反渗透组件损坏（破膜、膜脱落、压密、被氧化）。更换反渗膜后应对水处理系统进行消毒，并对透析用水进行化学污染物检测和细菌、内毒素检测。

6. 水处理设备（包括反渗透水处理主机）的消毒时机与方式是什么？

根据透析用水处理设备使用说明书定期消毒。检测透析用水细菌数 >50 CFU/mL，或内毒素 >0.125 EU/mL

时，应进行主动性干预处理。

（1）热消毒

①反渗透膜热水消毒：80 ℃≤水温≤85 ℃，维持该温度的时间应>20 min；

②热水供水管路消毒：回水端水温≥85 ℃，该有效温度的维持时间应>20 min，准备透析治疗前降至常温。

（2）化学消毒

常用的化学消毒剂有过氧乙酸（有效浓度为 1 500～2 000 mg/L，水温<25 ℃，浸泡时间≤2 h）和透析用水处理设备专用消毒剂，按说明书使用。

化学消毒完成后，必须对透析用水处理设备主机和供水管路进行完整的冲洗，每次消毒后必须测定消毒剂的残留浓度。残留量超标（过氧乙酸残余≥1 mg/L、总氯含量≥0.1 mg/L）者，严禁用于透析治疗。

7.水路消毒盲端在什么部分？其解决方法？

供水管路出口和透析机之间的连接管路部分，经常是消毒的盲区。

解决方法：对透析用水的供水管路进行消毒时，用含有消毒剂的水或者热水来回冲洗透析机（透析机必须处于水洗操作状态）。若使用化学消毒剂消毒，可监测透析机排水中消毒剂的浓度，待消毒剂有效浓度达标（过氧乙酸的有效浓度为 1 500～2 000 mg/L；含氯消毒剂的有效浓度为 1 500～2 000 mg/L）后即可停机进行浸泡，浸泡结束后应对每台透析机进行彻底的水洗操作，并检测化学消毒剂的残留，残留量符合标准（过氧乙酸残余<1 mg/L、总氯含量<0.1 mg/L）方可使用。

8.水处理设备停机多久后必须进行消毒？

水处理设备停机≥48 h，使用前必须进行一次消毒，包括主机和供水管路。

9.透析用反渗透水处理系统运行记录内容有哪些？

预处理部分	反渗透主机
硬度、总氯、自来水压力、砂滤罐压力差、树脂罐压力差、活性炭罐压力差、砂滤罐反向冲洗、活性炭罐反向冲洗、树脂再生情况、加盐量以及滤器更换	高压泵进水压力、高压泵出水压力、膜排水压力、膜产水压力、进水电导率、产水电导率、产水量、排水量、进水温度、供水压力（双级）

第四章
血液净化设备的使用与维护

1.血液净化设备的使用与维护基本要求有哪些？

①每一台血液净化设备均应进行编号并建立档案，档案内容应包括设备的相关信息、故障、维修、保养、转让、实际使用时间等；

②血液透析室应当按照产品说明书的要求对每一台血液净化设备进行检查、检验、校准、保养、维护并予以记录，记录保存期限不得少于医疗器械规定使用期限终止后5年；

③血液净化设备的维护工作必须在人机分离的情况下进行，以确保患者安全；

④透析机停用>48 h，使用前应进行一次完整的水路消毒。

2.透析机的常见报警项目及其原因、处理方法有哪些？

报警项目	原因	处理方法
透析液温度报警	原因有进水温度异常、透析液流量不稳定、加热器损坏、温度传感器工作点漂移或损坏、控制电路故障及除气系统工作不良	联系工程师维修机器
电导率报警	①A、B 浓缩液余量不足，A、B 浓缩液管松脱，A、B 浓缩液配制或原液型号不正确；②透析机的混液系统故障导致透析液的电导率超出报警限值，主要原因有 A 或 B 浓缩液泵故障、透析液的流量异常、控制系统故障	①检查 A、B 浓缩液管是否连接牢固，A、B 浓缩液余量不足或型号不正确时更换 A、B 浓缩液；②联系工程师维修机器
漏血报警	①透析器破膜；②漏血误报警常见原因：漏血报警传感器被污染，漏血传感器工作点漂移，漏血传感器进入较多空气	①观察透析器是否破膜，如破膜，更换透析器，如未发现破膜，两人确认后消除报警继续治疗；②漏血误报警的一般处理：用化学方法（次氯酸钠）或人工清洁漏血传感器污染后，按透析机说明书重新校准漏血传感器，校准无效时应考虑漏血传感器损坏或电路故障

续表

报警项目	原因	处理方法
静脉压、动脉压报警	①操作、治疗引发的报警;②动脉压、静脉压传感器故障或工作点漂移	①规范操作、治疗过程;②压力传感器故障时应更换,工作点漂移时,应按说明书重新校准
空气监测报警	①体外循环血液管路血泵前管路微漏、接头不严、透析器排气不充分;②血液管路与报警传感器接触不良,可用清水或酒精擦拭传感器表面;③传感器工作点漂移或损坏	①充分排气,保证管路接头连接牢固;②用清水或酒精擦拭传感器;③传感器工作点漂移时,应按说明书重新校准
跨膜压(TMP)报警及原因	由于透析器血液侧与透析液侧对于水,阻力较小,血液侧压力与透析液侧压力相互影响。所以当跨膜压或透析液压报警时应判断是透析治疗所致,还是透析机故障引起	①规范操作过程;②联系工程师维修机器
脱水(超滤)误差	脱水误差是因透析机的原因造成时,透析机一般不报警。有脱水泵或平衡装置监测系统的透析机能发出脱水泵或平衡装置异常报警	①规范操作过程;②联系工程师维修机器

第五章
集中供液系统操作规范

1. 集中供浓缩透析液系统硬件要求有哪些?

配制室应位于透析室相对独立区域，周围无污染源，符合《医院消毒卫生标准》Ⅲ类环境。保持清洁，每日空气消毒一次。配制室面积应为中心供液装置占地面积的1.5倍以上。

2. 浓缩透析液配制要求有哪些?

①必须建立签字登记制度，登记配制时间、配制种类、批号、干粉量、电导率或密度、pH、配制人、核对人等信息;

②配制人员为专职培训，并有培训记录，配制时须佩戴口罩、手套、帽子、袖套，着工作服;

③使用CCDS，每次配制前后需清洗配液桶，连续配制时中途可不清洗;

④配制前须检查透析粉有效日期、合格证，否则严禁使用;

⑤配制的B浓缩液的浓度和微生物指标应符合要求，如国家标准（YY 0598—2015）中规定的细菌数

量<100 CFU/mL、内毒素<0.5 EU/mL；

⑥每隔1周检测一次透析液中的细菌、内毒素、电解质。

3.为保证配制的B浓缩液的浓度和微生物指标符合要求，透析B粉的溶解需遵循什么原则？

①现配现用、少量多次；

②设定合适的搅拌时间和搅拌强度，确保充分溶解，同时避免过度搅拌，具体应根据透析B粉的溶解情况及碳酸氢根检测结果确定；

③具有加热功能的CCDS，须设定合适的加热温度，避免二氧化碳析出及后级系统碳酸氢钠结晶，具体加热温度应根据碳酸氢钠溶解度及碳酸氢根检测结果确定；

④浓缩液配制完成后必须检测电导度或密度，确保在合格范围内方能使用。

每天完成治疗之后将系统内的所有B浓缩液排空并冲洗。

4.配液系统的消毒和清洗应注意哪些？

①消毒时须在桶外悬挂"消毒中"警示牌。

②每天完成治疗之后将系统内的所有B液排空，并用符合标准的透析用水进行完整冲洗。

③每周至少消毒B液配制桶一次，并更换1 μm过滤器的滤芯。

④化学消毒时，使用0.3%～0.5%过氧乙酸或0.5%～1%次氯酸钠溶液，消毒时间30 min。消毒需包含整个输送管路，当管路与透析机连接为T型连接时，还应包括与透析机连接的支管路。每个与透析机连接的端口应打开并用消毒剂冲洗，然后用反渗水冲洗。消毒冲洗结束后，应检测消毒液的残余浓度，须达到过氧乙酸<1 mg/L、次氯酸钠<0.1 mg/L的标准。

⑤系统使用热消毒，达到每周一次或更高的消毒频率。热消毒时，应能对消毒的有效温度进行监测。在距离加热器最远的管路末端，温度应不低于85 ℃，并且持续时间大于20 min。热消毒后水温须降至常温方可进行配液。

⑥当输送管路发生沉淀或盐积聚时，推荐使用1%～2%醋酸溶液进行清洗。

5. 配制的浓缩液生物污染标准是什么？

含碳酸氢盐的浓缩透析液的细菌总数<100 CFU/mL，真菌总数<10 CFU/mL，大肠埃希氏菌不得检出；内毒素水平<0.5 EU/mL，干预水平为最大允许水平的50%。

6. 透析液生物污染监测要求是什么？

透析液细菌检测：每月一次，每次至少检测2台血液透析机；每台血液透析机每年至少检测1次。

透析液内毒素检测：每3个月一次，每次至少检测

2台血液透析机；每台血液透析机每年至少检测一次。

7.微生物检测方法首选方法是什么？

薄膜过滤法是首选的检测方法。

8.内毒素如何检测？

B液系统内毒素检测，应使用细菌内毒素检查用水稀释后进行。按照《中华人民共和国药典（二部）》（2010年版）附录ⅪE方法检查，最小稀释比例为1∶16（1 mL浓缩液+15 mL细菌内毒素检查用水），若需更敏感的检测，建议更高的稀释比。

9.集中供透析液系统(Eentral Dialysis fluidDelivery System，CDDS) 有何标准？

目前集中供液系统在中国尚未列入医疗器械管理，但 CDDS 配制的透析液须达到超纯透析液的标准（ISO 11663—2014）：细菌数量<0.1 CFU/mL，内毒素<0.03 EU/mL。

第六章
血管通路的建立与管理

一、中心静脉导管置管术

1.无隧道无涤纶套中心静脉导管置入部位有哪些？

颈内静脉、股静脉和锁骨下静脉。

2.血透用无隧道无涤纶套中心静脉导管置入术适应证有哪些？

①急性药物中毒、免疫性疾病或危重症等需要建立体外循环进行血液净化治疗；

②急性肾损伤需要血液净化治疗；

③需要维持性或长期血液透析，动静脉内瘘尚未成熟或内瘘失功；

④腹膜透析出现并发症需要血液透析临时过渡治疗。

3.导管拔除指征有哪些？

导管相关性感染；导管失功，不能满足透析血流量；导管周围出血且止血失败；不再需要血液净化治疗，或可使用其他血管通路。

4. 为什么首选右颈内静脉插管？

因右颈内静脉与无名静脉和上腔静脉几乎成一直线且右侧胸膜顶低于左侧，右侧无胸导管，以中路最为常用。

5. 长期留置导管感染有哪些临床表现？怎么处理？

临床表现：出现不能解释的寒战、发热，尤其是透析过程中；局部压痛和炎症反应；白细胞计数增高，血培养可确诊。

处理：严格无菌操作；确诊后即应拔除导管，并做细菌培养，应用抗生素治疗。

6. 经皮股静脉置管术具体部位在哪里？

体位：患者取仰卧位，屈膝，大腿外旋外展45°，穿刺点选择腹股沟韧带下 2 ~ 3 cm、股动脉内侧0.5 ~ 1 cm 处。

7. 血透用带隧道带涤纶套中心静脉导管置管术适应证有哪些？

预期需要4周以上血液净化治疗的患者；不适宜自体内瘘及移植物内瘘建立，或手术失败患者；预期生命有限的血液透析患者。

8. 带隧道带涤纶套中心静脉导管置管出现感染怎么处理？

进行血培养及管腔内容物培养；药敏结果未出前，

常规应用广谱抗革兰氏阳性球菌药物抗菌治疗；抗菌治疗无效及时拔出导管。

二、自体动静脉内瘘成形术

1.什么是自体动静脉内瘘成形术？

通过外科手术，吻合患者的外周动脉和浅表静脉，使得动脉血液流至浅表静脉，静脉动脉化，达到血液透析所需的血流量要求、血管直径及深度，便于血管穿刺，从而建立血液透析体外循环。

2.自体动静脉内瘘成形术的适应证有哪些？

诊断为慢性肾衰竭，eGFR<25 mL/ min，并预期3～6个月内需要实施血液透析治疗的患者；老年患者，糖尿病、系统性红斑狼疮以及合并其他脏器功能不全的患者。

3.自体动静脉内瘘（AVF）绝对禁忌证有哪些？

左心室射血分数小于30%者；四肢近端大静脉或中心静脉存在严重狭窄、明显血栓或因邻近病变影响静脉回流，且不能纠正者；前臂 ALLEN 试验阳性者，禁止行前臂动静脉内瘘端端吻合。

4.什么是ALLEN试验？

检查手部的血液供应，桡动脉与尺动脉之间的吻合情况。

方法步骤：

①术者用双手同时按压桡动脉和尺动脉；

②嘱患者反复用力握拳和张开手指5~7次至手掌变白；

③松开对尺动脉的压迫，继续保持压迫桡动脉，观察手掌颜色变化。

若手掌颜色10 s之内迅速变红或恢复正常，表明尺动脉和桡动脉存在良好的侧支循环，即ALLEN试验阴性；若10 s手掌颜色仍为苍白，ALLEN试验阳性，这表明手掌侧支循环不良，禁止做介入、动静脉内瘘等手术。

5.自体动静脉内瘘选择血管条件有哪些？

①静脉直径≥2.0 mm，动脉直径≥1.5 mm，避免同侧存在心脏起搏器。

②手术部位：原则先上肢，后下肢；先非惯用侧，后惯用侧；先远心端后近心端。前臂腕部桡动脉-头静脉内瘘最常用。

6.血管吻合方式有哪些？

动、静脉端侧吻合——首选；动、静脉端端吻合；动、静脉侧侧吻合。

7.自体动静脉内瘘成形术后处置有哪些注意事项？

①根据个体化注意抗凝治疗，积极处理术后渗血。

②术后静脉能触及震颤，听到血管杂音。早期多检查，发现血栓及时处理。

③适当抬高内瘘手术侧肢体，避免内瘘侧肢体受压、输液、输血及抽血化验，手术侧禁止测量血压，术后2周内手术侧上肢禁止缠止血带。内瘘处每3 d换一次药，10～14 d拆线。

④术后24 h术侧手部可适当做握拳及腕关节运动，以促进血液循环，防止血栓形成。

8. 内瘘的成熟与使用有哪些？

①术后1周术侧手捏握皮球或橡皮圈数次，术后2周可在上臂捆扎止血带或血压表袖套，术侧手做握拳或握球锻炼。

②术后8周血流量<600 mL/min，透析血流量不足，则为内瘘成熟不良或发育不全，可判定为内瘘手术失败，需考虑介入治疗或建立新的内瘘。

③根据内瘘血管走向、厚薄、弹性、深浅及瘘管是否通畅来进行动静脉内瘘穿刺，从内瘘远心端到近心端进行阶梯式或扣眼式穿刺再回到远心端，穿刺点应距离吻合口3～5 cm以上。

④在动静脉内瘘使用的最初阶段，使用小号（17G或16G）穿刺针，血流量设置为200～250 mL/min，以降低对内瘘的刺激与损伤。

9.自体动静脉内瘘并发症与处理

	定义	原因	预防及处理
血管狭窄	血管的内腔变小,血流变细,导致血流部分受阻	各种原因导致血管内膜局部增生引起血管狭窄。吻合口附近及穿刺点部位血管易发生狭窄	行经皮血管腔内血管成形术和/或放置支架、手术纠正狭窄或重建内瘘
血栓	指血流在心血管系统血管内面剥落处或修补处的表面所形成的小块,由不溶性纤维蛋白、沉积的血小板、积聚的白细胞和红细胞组成	多发生在血管狭窄处,高凝状态、低血压、压迫时间过长、低温等是常见诱因	血栓形成 24 h 内,药物溶栓;经皮血管腔内血管成形术 PTA 进行球囊扩张及碎栓开通血管
感染	感染是病原体与人体相互作用的过程	内瘘附近部位皮肤等感染,以及长期透析患者伴有的免疫功能缺陷	感染部位应禁止穿刺;在病原微生物监测的基础上使用抗生素,万古霉素联合头孢类或青霉素类药物,并根据药敏结果调整抗生素的应用;初次自体内瘘感染治疗时间至少 6 周
内瘘动脉瘤	内瘘术后数月或数年吻合口的静脉流出道扩张,隆起于皮肤表面并伴有搏动,称之为动脉瘤(真性动脉瘤)	直径大于 3 cm,血管比较表浅、局域穿刺或静脉高压是主要诱因	尽量避免在动脉瘤上穿刺;静脉流出道的动脉瘤,采取血管成形术处理狭窄部位;切除血管瘤重建内瘘,用 PTFE 血管做旁路搭桥手术

续表

	定义	原因	预防及处理
假性动脉瘤	由于外伤、感染或穿刺,造成血管壁局部形成破口,出血后在血管周围形成血肿,血肿壁机化后又与内瘘相通,伴有搏动者称为假性动脉瘤,也称波动性血肿	常发生于透析内瘘穿刺后或者血管介入治疗后及穿刺针穿破内瘘血管后壁或毗邻动脉造成,穿刺术后压迫时间不够或压迫位置不准确是形成假性动脉瘤的原因	①穿刺时注意内瘘血管的深度,使用正确的定位和手法压迫血管介入治疗;②合理使用抗凝药物;③内瘘穿刺透析过程中做好宣教,避免穿刺肢体乱动,密切观测局部血肿增大情况及患者血压变化
心力衰竭	指各种原因导致心脏泵血功能受损,心排血量不能满足全身组织基本代谢需要的综合征,主要表现为呼吸困难、活动受限、体液潴留等	吻合口径大或近心部位的内瘘,在合并贫血、高血压及其他器质性心脏病或慢性心力衰竭等基础疾病时,容易发生心力衰竭	①积极治疗基础疾病;②采取外科限流手术;③反复心力衰竭者必须闭合内瘘,改用动脉表浅化、带隧道、带涤纶套中心静脉导管或腹膜透析治疗
静脉高压综合征	指自体动静脉内瘘建立后,局部血流动力学发生改变,造成远端肢体供血减少,出现缺血性改变的一组临床症状综合征	由于回流静脉狭窄及动脉血流压力的影响,出现肢体远端静脉回流障碍	2周内可以通过抬高术侧肢体、握拳增加回流,减轻水肿,超过2周持续肿胀可采用经皮血管腔内血管成形术解除流出道狭窄

续表

	定义	原因	预防及处理
透析通路相关缺血综合征（HAIDI）	指动静脉瘘建立后，动脉血分流入低阻力的内瘘，导致肢体远端的一系列缺血相关的综合征。临床症状分级：Ⅰ级：手部苍白、紫绀和/或发凉但无疼痛；Ⅱ级：透析期间或运动时出现疼痛痉挛、感觉异常、麻木、寒冷；Ⅱa级：疼痛可以忍受；Ⅱb级：疼痛难以忍受；Ⅲ级：患肢静息痛；Ⅳ级：组织缺失（溃疡、坏死）；Ⅳa级：如果缺血好转，手部主要功能可能恢复；Ⅳb级：手或者肢体近心端不可逆坏死，手部主要功能丧失	①动脉发育不佳、动脉硬化、动脉炎等疾病；②动静脉内瘘建立后，近心端动脉血流增加，流入压力低的静脉系统，全部或部分血液不流入远心端动脉及其分支；③极少一部分手术缝合原因造成远端动脉闭塞。高危因素包括长期胰岛素依赖的糖尿病、慢性高血压、高龄、女性、之前同侧肢体做过内瘘术、高流量动静脉内瘘、冠状动脉疾病、系统性红斑狼疮、外周动脉闭塞性疾病等	①保守治疗：手部保暖，功能锻炼，以及应用扩血管药物；②手术治疗：Ⅱb级以上建议手术，Ⅳb级建议截肢。保存血透通路又缓解症状的手术方式：a.吻合口远心端桡动脉结扎术（DRAL）；b.内瘘缩窄术（Banding）；c.动脉流入道远端化（RUDI）；d.远端血管重建并中间结扎（DRIL）；e.动脉流入道近端化（PAI）

三、移植血管内瘘成形术

1.什么是移植血管内瘘成形术?

针对患者自身血管无法建立自体动静脉内瘘,而采用移植血管与患者动、静脉吻合,建立血管通路的手术方法。

2.移植血管内瘘成形术适应证有哪些?

上肢动静脉血管耗竭,由于糖尿病、周围血管病、银屑病等致上肢自身血管严重破坏,原有内瘘血管瘤或狭窄切除后需用移植血管搭桥。

3.移植血管最主要的材料是什么?

聚四氟乙烯(PTFE)人造血管是目前应用最广泛的人工血管。

4.移植血管内瘘成形术常见并发症与处理?

	定义	原因	预防及处理
感染	感染是 AVG 手术最严重的并发症,可导致菌血症、人工血管周围脓肿、菌栓、继发性出血以及患者死亡,是人造血管失功的常见原因	患者未做好个人清洁卫生,或透析穿刺时未严格遵守规范,造成穿刺点局部人工血管感染	早发现及时治疗,全身使用抗生素,避开感染区域、间置一段人工血管,最后切除感染血管

续表

	定义	原因	预防及处理
狭窄及血栓形成	狭窄及血栓形成是 AVG 最常见的并发症。狭窄好发部位为人造血管静脉吻合口、人造血管穿刺点、中心静脉、人造血管动脉吻合口	静脉吻合口狭窄或穿刺部位狭窄,低血压,血液高凝状态,睡眠时人工血管受到压迫,血液透析后压迫穿刺点止血时用力过度等	①去除血栓。a. 药物溶栓:尿激酶;b. 机械溶栓导管:人工血管内置入机械溶栓导管溶栓;c. 球囊碎栓:采用 6~7 mm 球囊扩张导管,抽吸并挤压血栓,开通人工血管;d. 手术取栓:切开人工血管,Fogarty 导管取出血栓。②纠正狭窄或闭塞病变。a. 介入治疗:球囊扩张狭窄段;b. 补片成形术:用于短段狭窄病变;c. 人工血管转位术;e. 移植血管间置术;f. 腔外覆膜支架植入术
假性动脉瘤	分为感染性及非感染性	主要是因为反复穿刺同一段人工血管,人工血管被破坏所造成	感染性假性动脉瘤按照感染的原则处理。通过穿刺不同部位来避免形成假性动脉瘤。假性动脉瘤一旦形成且有破裂,须置换一段人工血管或局部置放覆膜支架

续表

	定义	原因	预防及处理
血清肿	血清肿指无菌性血清样液体聚集在人工血管周围,外周由纤维软组织假包膜包裹,是人工血管动静脉瘘特有的并发症。临床表现为术后人工血管周围局部肿块,合并感染局部红肿	主要是由于血清通过针孔和血管微孔渗出所致	①保守治疗:纠正可能引起血清肿的因素;②手术治疗:去除血清肿
透析通路相关缺血综合征	指血管内瘘建立后,局部血流动力学发生变化,造成远端肢体供血减少,出现缺血性改变的一组临床症状综合征	同自体动静脉瘘并发症与处理	同自体动静脉瘘并发症与处理
心力衰竭	指各种原因导致心脏泵血功能受损,心排血量不能满足全身组织基本代谢需要的综合征,主要表现为呼吸困难、活动受限、体液潴留等	同自体动静脉瘘并发症与处理	同自体动静脉瘘并发症与处理

四、血管通路的监测

1.判断动静脉内瘘成熟的重要参数有哪些?

动静脉内瘘成熟的3个重要参数包括:搏动、震颤和杂音。

2.动静脉内瘘基本检查试验有哪些?内瘘成熟的指标是什么?

抬臂试验、搏动增强试验。

动静脉内瘘成熟时超声测定的自然血流量超过500 mL/min,内径大于等于5 mm,距皮深度小于5 mm。

3.经皮血管腔内血管成形术(PTA)适应证有哪些?

影像学检查结果提示动静脉内瘘存在需要进行干预的狭窄,血流量不足,难以满足血液透析治疗。可考虑进行干预的动静脉内瘘的影像学征象:局部出现一处或多处血管腔狭窄,最狭窄程度>50%、血管内径<1.8 mm或峰值血流速为毗邻部位平直段血管的2倍以上(吻合口后5 cm内狭窄为3倍以上)。

4.临床出现什么征象时应进行动静脉内瘘功能检查?

(1)动静脉内瘘物理检查时

①震颤/杂音明显减弱或消失;

②内瘘搏动异常增强或内瘘局部短时间内出现明显

瘤样扩张；

③搏动增强实验或举臂抬高实验结果异常。

（2）血液透析治疗过程中

①血流量<200 mL/min，且调整穿刺针位置后不能纠正；

②维持200 mL/min血流量时，监测动脉压力<120 mmHg连续2次以上或监测静脉压力>1 200 mmHg。

5.动静脉内瘘功能检查发现哪些征象时应进行影像学检查？

①动静脉内瘘血流量<500 mL/min或较前一次检查结果下降25%以上，或者肱动脉血流量<600 mL/min；

②动静脉内瘘直接静态静脉压：动脉穿刺点压力<15 mmHg，或动脉穿刺点压力与平均动脉压比值（Vpa/MAP）<0.13；或者静脉穿刺点压力>40 mmHg或静脉穿刺点压力与平均动脉压比值（Vpv/MAP）>0.35；

③动静脉内瘘再循环率>10%，或较前一次检查结果升高25%以上。

6. PTA术后监测与处理有哪些注意事项？

①术后应常规行4～6小时心电监护、血氧饱和度监测；

②在术后12小时内完成系统的动静脉内瘘物理检查，护理人员应每2～4小时进行内瘘触诊及听诊，并

术后宣教；

③穿刺点行缝合处理的患者应在术后24小时进行拆线；

④根据个体化使用抗凝药；

⑤建立PTA血管通路档案，进行统一管理；

⑥术后1个月内对患者进行相关血管的评估，每3个月重复，评估结果应记入档案，随访过程中发现病变及时处理。

7. PTA术后并发症与处理？

（1）血管痉挛

血管腔内介入治疗过程中因导丝导管等器材刺激血管而引起，数分钟到数小时内可自行缓解，无须特殊干预。

（2）内膜撕裂

因球囊扩张导致内膜破坏引起，多数情况下无须特殊干预。

（3）血管破裂

因球囊扩张导致血管撕裂，根据严重程度不同可分三级。

①Ⅰ级血管破裂：有局部血肿，无活动性出血，血肿不压迫血管，动静脉内瘘血流通畅。监测血肿变化，无须特殊处理。

②Ⅱ级血管破裂：局部血肿形成，无活动性出血，导致局部形成狭窄或内瘘完全闭塞。该部位重复行球囊扩张，直至内瘘血流恢复。

③Ⅲ级血管破裂：局部血肿形成，有活动性出血或局部假性动脉瘤形成，此时应通过按压吻合口或上游供血动脉阻断动静脉内瘘供血，如活动性出血停止则按Ⅱ级血管破裂处理；仍有活动性出血则可于破裂部位放置覆膜支架。

（4）球囊破裂

因操作不当或球囊自身原因所致。

①待球囊回抱后撤出球囊，检查球囊完整性，若球囊完整，可更换球囊继续操作；

②待球囊回抱后撤出球囊，检查球囊完整性，若球囊不完整，沿导丝置入抓捕装置进行抓捕并取出体外。

（5）中心静脉的血管腔内介入治疗并发症

包括血管穿孔引起的血胸、纵膈血肿、心包填塞等处理。

（6）远期并发症

血管再狭窄、支架内再狭窄、支架内再闭塞和支架移位。依据患者全身和血管状态的评估结果，可选择再次血管腔内介入治疗，或重新手术建立动静脉内瘘。

第七章
血液净化的抗凝治疗

1.凝血指标检测有哪些？应如何评估？

外源性凝血系统状态的评估：凝血酶原时间（PT）、国际标准化比值（INR）。

PT正常值为10～14 s，INR正常值为0.8～1.2。

PT和INR延长提示外源性凝血系统的凝血因子存在数量或质量的异常，或血中存在抗凝物质。

PT和INR缩短提示外源性凝血系统活化，易于凝血、发生血栓栓塞性疾病。

内源性凝血系统状态的评估：活化部分凝血活酶时间（APTT）、活化凝血时间（ACT）。

APTT正常值为22～38 s。ACT正常值为70～130 s。

APTT和ACT延长提示内源性凝血系统的凝血因子存在数量或质量的异常，或血中存在抗凝物质。

APTT和ACT缩短提示内源性凝血系统活化，血液呈高凝状态。

凝血共同途径状态的评估：纤维蛋白原（FIB）、凝血酶时间（TT）。

FIB正常值为2～4 q/L，TT正常值 为14～21 s。

如TT延长而FIB水平正常，提示血中存在抗凝物质或FIB功能异常。

血小板计数（PLT）和出血时间（BT）：PLT正常值为(125～350)×10⁹/L。

血小板计数减少伴BT延长提示止血功能异常，易于出血；血小板计数增多伴BT缩短提示血小板易于发生黏附、集聚和释放反应，易于产生血小板性血栓。

D-二聚体：D-二聚体是纤维蛋白降解产物，D-二聚体正常值小于0.2 mg/L。

D-二聚体水平升高说明体内存在高凝状态和继发性纤维蛋白溶解亢进。

2.哪些患者禁忌使用肝素或低分子肝素？

既往存在肝素或低分子肝素过敏史；既往诊断过肝素诱发的血小板减少症（HIT）；合并明显的出血性疾病。

3.哪些患者禁忌使用枸橼酸钠？

严重肝功能障碍；低氧血症（动脉氧分压<60 mmHg或组织灌注不足）；代谢性碱中毒；高钠血症。

4.临床上怎样选择普通肝素抗凝剂的剂量？

血液透析、血液滤过或血液透析滤过：一般首剂量0.3～0.5 mg/kg，追加剂量5～10 mg/h。

血液灌流、血浆吸附或血浆置换：一般首剂量 0.5～1.0 mg/kg，追加剂量 10～20 mg/h。

连续性肾脏替代治疗：采用前稀释者，一般首剂量 15～20 mg，追加剂量 5～10 mg/h；采用后稀释者，一般首剂量 20～30 mg，追加剂量 8～15 mg/h。

治疗结束前 30～60 min 停止追加，抗凝药物的剂量应依据患者的凝血状态个体化调整；治疗时间越长，给予的追加剂量应逐渐减少。

5. 如何使用低分子肝素？

一般给予 60～80 IU/kg 静脉注射。血液透析、血液灌流、血浆吸附或血浆置换的患者无需追加剂量；CRRT 患者可每 4～6 h 给予 30～40 IU/kg 静脉注射，治疗时间越长，给予的追加剂量应逐渐减少。

6. 枸橼酸钠抗凝应如何使用？

①枸橼酸的浓度为 4%。

②使用无钙透析液/置换液时，4% 枸橼酸以 180 mL/h 的滴速于滤器前持续注入；10% 葡萄糖酸钙以 25～30 mL/h 的滴速静脉给药。

③控制滤器后的游离钙离子浓度至 0.25～0.35 mol/L（否则达不到抗凝作用）；控制患者体内的游离钙离子浓度至 1.0～1.35 mol/L（否则将增加出血风险）。

7. 无抗凝剂进行治疗应如何操作？

血液净化实施前给予 4 mg/dL 的肝素生理盐水预充，保留 20 min 后再给予生理盐水 500 mL 冲洗。

8. 为什么要对血液净化前、血液净化中和结束后的凝血状态进行监测？

①血液净化前凝血状态的监测主要是为了评估患者的基础凝血状态，指导血液净化过程中抗凝剂的种类和剂量选择；

②血液净化过程中凝血状态的监测主要是为了评估患者血液净化过程中体外循环是否达到充分抗凝、体内凝血状态受到抗凝剂影响的程度以及是否易于出血；

③血液净化结束后凝血状态的监测主要是为了了解患者血液净化结束后体内凝血状态是否恢复正常以及是否具有出血倾向，目的是评估抗凝治疗方案的安全性。

9. 抗凝治疗的并发症有哪些？

抗凝不足、出血、抗凝剂本身的药物不良反应。

10. 抗凝不足的常见原因？

①存在出血倾向而没有应用抗凝剂；

②透析过程中抗凝剂剂量不足；

③存在先天性或因大量蛋白尿引起的抗凝血酶不足或缺乏，而选择普通肝素或低分子肝素作为抗凝药物。

11. 抗凝不足时怎样预防与处理？

①对于合并出血或有出血高危风险的患者，应选择枸橼酸钠作为抗凝药物；加强对采用无抗凝剂透析患者的滤器和管路监测。

②应在血液净化实施前对患者的凝血状态进行充分评估，并在监测血液净化治疗过程中凝血状态变化的基础上，确立个体化抗凝治疗方案。

③应在血液净化治疗前检测患者血浆抗凝血酶的活性，以明确是否适用肝素或低分子肝素。

④发生滤器凝血后应及时更换滤器；出现血栓栓塞性并发症的患者应给予适当的抗凝、促纤溶治疗。

12. 出血的常见原因是什么？

①抗凝剂剂量使用过大；

②合并出血性疾病。

13. 抗凝治疗引起出血怎样预防与处理？

①血液净化实施前应评估患者的出血风险；

②确立个体化抗凝治疗方案；

③对于发生出血的患者，应重新评估其凝血状态，停止使用抗凝药物或减少抗凝药物剂量，或重新选择抗凝药物及调整剂量；

④肝素或低分子肝素过量可给予适量的鱼精蛋白；枸橼酸钠过量可补充钙制剂。

14.抗凝剂本身的药物不良反应有哪些？

①肝素诱发的血小板减少症（HIT）；

②高脂血症、骨质脱钙；

③低钙血症、高钠血症和代谢性碱中毒。

第八章
血液透析

1. 什么是血液透析？

血液透析（hemodialysis，HD）采用弥散和对流原理清除血液中代谢废物、有害物质和过多水分，是最常用的终末期肾脏病患者的肾脏替代治疗方法之一，也可用于治疗药物或毒物中毒等。

2. 如何选择血液透析开始时机？

①肾小球滤过率（GFR）<15 mL /（min·1.73 m²）；

②高风险患者（合并糖尿病），应适当提早开始透析治疗；

③无论临床症状如何，GFR<6 mL /（min·1.73 m²）应开始透析治疗；

④急性肾损伤；

⑤药物或毒物中毒；

⑥严重水、电解质和酸碱平衡紊乱；

⑦其他：如严重高热、低体温，以及常规内科治疗无效的严重水肿、心力衰竭、肝功能衰竭等。

3.建议患者进行导入透析治疗的指征有哪些？

①不能缓解的乏力、恶心、呕吐、瘙痒等尿毒症症状或营养不良；

②难以纠正的高钾血症；

③难以控制的进展性代谢性酸中毒；

④难以控制的水钠潴留和高血压，合并充血性心力衰竭或急性肺水肿；

⑤尿毒症性心包炎；

⑥尿毒症性脑病和进展性神经病变；

⑦其他需要进行血液透析的患者由医师决定。

4.怎样设定首次透析患者治疗参数？

①首次血液透析患者的治疗时间为2～3 h；以后每次增加30 min；

②维持性血液透析患者每次治疗时间为4 h；每周总治疗时间不低于10 h，透析间期体重增加应小于5%；

③首次血液透析患者血流速度可设定为150～200 mL/min（宜适当减慢），维持性血液透析患者血流速度可设定为200～250 mL/min；

④首次透析患者应选择相对较小膜面积的透析器，以减少透析失衡综合征的发生；

⑤透析液流速可设定为500 mL/min，通常不需调整，如首次透析中发生严重透析失衡表现，可调低透析

液流速；

⑥透析液温度常设定为36.5 ℃左右，根据患者临床实际情况个体化调整；

⑦透析液流速一般为500 mL/min，高通量透析时可设定为800 mL/min；

⑧浓缩液A液、B液及透析用水按1∶2.1∶34的比例混合后可得最终透析液。

	透析液成分	正常值
A 液	Na$^+$	135～145 mmol/L
	K$^+$	2.0～3.0 mmol/L
	Ca^{2+}	1.25～1.75 mmol/L
	Mg^{2+}	0.5～0.75 mmol/L
	Cl$^-$	103～110 mmol/L
	HCO$_3^-$	30～34 mmol/L
B 液	NaHCO$_3$	50 g/1000 mL（5%）

5.什么是干体重？

干体重是指在透析超滤能够达到最大限度的体液减少且不发生低血压时的体重，即采用血液透析缓慢超滤至出现低血压时的体重；此时患者体内基本无多余水分潴留也不缺水，是感觉最舒适的理想体重。

6.评估干体重的标准有哪些？

①透析过程中无明显的低血压；

②透析前血压得到有效控制；

③临床无水肿表现；

④胸部X线无肺淤血征象；

⑤心胸比值：男性<50%，女性<53%；

⑥有条件者也可以应用生物电阻抗法等技术进行机体容量评估。

7.动静脉内瘘穿刺有哪些注意事项？

①检查血管通路有无红肿、渗血、硬结，注意穿刺部位清洁度，摸清血管走向和搏动，听诊瘘体杂音；

②选择穿刺点后，选用合规有效的消毒剂消毒皮肤；

③根据血管的粗细和血流量要求等选择穿刺针；

④操作者穿刺前戴护目镜和清洁手套，阳性治疗区建议穿防护服；

⑤采用阶梯式、扣眼式等方法，以合适的角度穿刺血管。先穿刺静脉，再穿刺动脉，动脉端穿刺点距动静脉内瘘口3 cm以上、动静脉穿刺点相距5 cm以上为宜，固定穿刺针。

8.中心静脉留置导管消毒有哪些注意事项？

①分别消毒导管接头，避免导管接触非无菌表面，尽可能减少在空气中暴露的时间；如发现接头有裂痕和无法去除的血液残留，应立即更换；

②操作时应佩戴无菌手套；

③用注射器回抽导管内封管液时，如遇导管回抽不畅，应查找原因，严禁使用注射器用力推注导管腔。

9.移植物血管内瘘穿刺注意事项？

①患者上机前用肥皂水和清水清洗穿刺侧手臂，保持手臂清洁干燥；

②检查血管通路有无红肿、渗血、硬结；并摸清血管走向和搏动，判断血流方向；

③采用揉搓摩擦式消毒移植血管内瘘U型袢皮肤，消毒面积不少于手臂的2/3；

④选择穿刺点后，以穿刺点为中心，用消毒剂由内至外螺旋式消毒至10 cm直径的范围，消毒2遍，戴无菌手套，铺无菌治疗巾；

⑤操作者戴护目镜进行穿刺，阳性治疗区建议穿防护服；

⑥准确判断血流方向，穿刺点距离吻合口3 cm以上，动静脉穿刺点相距5 cm以上，采用阶梯式穿刺，交替更换穿刺部位，严禁采用扣眼式穿刺方法及同一穿刺点多次反复穿刺。

10.血液透析中监测注意要点？

①测量生命体征，询问患者感觉；

②自我查对：按照体外循环管路走向的顺序，依次查对各连接处和管路开口处，未使用的管路开口应处于

加帽密封和夹闭管夹状态，根据医嘱查对机器治疗参数；

③双人查对：与另一名护士同时再次查对上述内容；

④治疗过程中每小时1次询问患者自我感觉，测量生命体征，观察穿刺部位有无渗血、穿刺针有无脱出移位；

⑤如果患者血压、脉搏等生命体征出现明显变化，应随时监测，必要时进行心电监护。

11.密闭式预充及密闭式回血注意要点？

①排净透析管路和透析器血室（膜内）气体的血泵速度为80～100 mL/min；连接透析液接头与旁路，排净透析器透析液室（膜外）气体的血泵速度为200～300 mL/min；

②密闭式回血血流速度为50～100 mL/min；存留在动脉侧管内的血液回输20～30 s后关泵，靠重力作用回输泵前血液；开泵回血过程中可使用双手左右转动滤器，但不得用手挤压静脉端管路；回血过程中禁止将管路从安全夹中强制取出。

12.透析间期对透析患者管理内容有哪些？

①加强教育，选择良好的生活方式，戒烟、戒酒、规律生活等；

②控制饮食，包括控制水和钠盐的摄入，透析间期

体重增加不超过5%;

③指导患者记录每日尿量及每日体重情况;

④指导患者维护和检测血管通路。

13.血液透析患者常规监测指标有哪些? 推荐的监测频率?

指标	推荐频率
血常规、肝肾功能、血电解质(包括血钾、血钙、血磷、HCO_3^- 或 CO_2CP 等)	1~3 个月一次
血糖、血脂等代谢指标	1~3 个月(有条件者)一次
铁状态评估	3 个月一次
血 iPTH 水平	3 个月一次
营养及炎症状态评估	3 个月一次
Kt/V 和 URR 评估	3 个月一次
传染病学指标(包括乙肝、丙肝、HIV 和梅毒血清学指标)	开始透析 6 个月内,应 1~3 个月一次 维持透析>6 个月,应 6 个月一次
心血管结构和功能	6~12 个月一次
胸正侧位片	3~6 个月一次
内瘘血管检查评估	参照第一篇第六章

14.血液透析中的并发症有哪些？如何预防及处理？

	原因	治疗	预防及处理
低血压	超滤过多，干体重过低，营养状况差，透析中进食等	调整体位，停止超滤，输注液体，必要时给予多巴胺，提前终止透析	以预防为主，早期发现，快速处理，适当扩容
肌肉痉挛	低血压、低血容量、超滤速度过快、应用低钠透析液治疗	快速输注生理盐水、50%葡萄糖溶液或20%甘露醇溶液	防止低血压发生及透析间期体重增长过多，避免超滤速度过快，适当提高透析液钠浓度
恶心呕吐	透析低血压、透析失衡综合征、透析器反应、糖尿病导致的胃轻瘫、透析液受污染或电解质成分异常	预防透析中低血压、应用止吐剂	针对诱因采取相应预防措施，采取措施避免透析中低血压发生
头疼	透析失衡综合征、严重高血压和脑血管意外	明确病因，无脑血管意外等颅内器质性病变者可应用对乙酰氨基酚止痛	应用低钠透析，避免透析中高血压发生，规律透析等
胸痛/背痛	常见原因心绞痛（心肌缺血），其他原因有透析中溶血、低血压、空气栓塞、透析失衡综合征、心包炎、胸膜炎及透析器过敏等	明确病因的基础上采取相应治疗	针对胸背疼痛的原因采取相应预防措施

续表

	原因	治疗	预防及处理
皮肤瘙痒	与尿毒症本身、透析治疗、钙磷代谢紊乱及透析器反应(透析中)等变态反应有关	充分透析、适当的对症处理(抗组胺药物、外用含镇痛剂的皮肤润滑油)	①控制血清钙、磷和iPTH于适当水平,避免应用可能会引起瘙痒的药物; ②使用生物相容性好的透析器和管路,避免应用对皮肤刺激大的清洁剂; ③应用保湿护肤品以及选用全棉制品衣服等
失衡综合征	血液透析快速清除溶质,导致患者血液溶质快速下降,血浆渗透压下降,血液和脑组织液渗透压增大,水向脑组织转移,引起颅内压增高,颅内pH改变	轻者减慢血流速度,以减少溶质清除,减轻血浆渗透压,pH过度变化;重者(出现抽搐、意识障碍和昏迷)立即终止透析	①首次透析患者:采用低效透析方法,减慢血流速度,缩短每次透析时间,应用膜面积小的透析器等; ②维持性透析患者:规律、充分透析,增加透析频率,缩短每次透析时间
溶血	与血路管、透析液、透析中错误输血等因素相关	重者终止透析,夹闭血路管,丢弃管路中血液,及时纠正贫血,必要时可输新鲜全血,严密监测血钾,避免发生高钾血症	①严密监测血路管压力; ②避免采用过低钠浓度透析及高温透析; ③严格监测透析用水和透析液,严格消毒操作,避免透析液污染

续表

	原因	治疗	预防及处理
空气栓塞	与任何可能导致空气进入血路管管腔部位的连接松开、脱落有关	①立即夹闭静脉血路管,停止血泵; ②采取左侧卧位并头和胸部低、脚高位; ③心肺支持,包括吸纯氧,采用面罩或气管插管等; ④如空气量较多,有条件者可予右心房或右心室穿刺抽气	①严格检查血路管和透析器有无破损; ②做好内瘘穿刺针或深静脉插管的固定,以及透析血路管之间、血路管与透析器之间的连接; ③密切观察内瘘穿刺针或中心静脉导管、透析血路管连接等有无松动或脱落; ④透析结束时严禁空气回血; ⑤注意透析机空气报警装置的维护
发热	①致热原进入血液引起; ②透析时无菌操作不严; ③其他少见原因如急性溶血、高温透析等	①对症处理,包括物理降温、口服退热药等,并适当调低透析液温度; ②考虑细菌感染时作血培养,并予抗生素治疗; ③考虑非感染引起者,可以应用小剂量糖皮质激素治疗	①建议使用一次性透析器; ②透析前应充分冲洗透析血路管和透析器; ③加强透析用水及透析液监测,避免使用受污染的透析液进行透析

续表

	原因	治疗	预防及处理
透析器破膜	透析器质量问题、透析器储存不当、透析中因凝血或大量超滤等而导致跨膜压过高	①立即夹闭透析血路管的动脉端和静脉端,丢弃体外循环的血液;②更换新的透析器和透析血路管进行透析;③严密监测患者生命体征、症状和体征情况	①透析前应仔细检查透析器;②透析中严密监测跨膜压,避免出现过高跨膜压;③透析机漏血报警等装置应定期检测,避免发生故障
体外循环凝血	①血流速度过慢;②外周血 Hb 过高;③超滤率过高;④透析中输注血液;⑤血制品或脂肪乳剂、透析血管通路再循环过大;⑤各种原因引起动静脉壶气泡增多、液面过高	①轻者:追加抗凝剂用量,调高血流速度;②重者:直接丢弃体外循环血路管和透析器	①透析前全面评估患者凝血状态、合理选择和应用抗凝剂是预防关键;②加强透析中凝血状况的监测;③避免透析中输注血液、血制品和脂肪乳等,特别是输注凝血因子;④定期监测血管通路血流量,避免透析中循环过大;⑤避免透析时血流速度过低

15. 失衡综合征定义?

失衡综合征是指发生于透析中或透析后早期,以脑电图异常及全身和神经系统症状为特征的一组病症,轻者可表现为头痛、恶心、呕吐及躁动,重者出现抽搐、意识障碍甚至昏迷。

16.A型、B型透析器反应的临床特征对比？

	A型透析器反应（过敏反应型）	B型透析器反应
发生率	较低，<5次/10 000 透析例次	3~5次/100 透析例次
发生时间	多于透析开始后5 min 内，部分迟至30 min	透析开始后30~60 min
症状	程度较重，表现为皮肤瘙痒、荨麻疹、咳嗽、喷嚏、流清涕、腹痛腹泻、呼吸困难、休克，甚至死亡	轻微，表现为胸痛和背痛
原因	环氧乙烷、透析膜材料引起过敏，透析器复用，透析液被污染，肝素过敏，属于高敏人群，应用 ACEI 等	原因不清，可能与补体激活有关
处理	立即终止透析；夹闭血路管，丢弃管路和透析器中血液；严重者予抗组胺药、激素或肾上腺素药物治疗；需要时予心肺支持治疗	排除其他引起胸痛原因；予对症及支持治疗；吸氧；如情况好转则继续透析
预后	与原因有关，重者死亡	常于30~60 min 后缓解
预防	避免应用环氧乙烷消毒透析器和血路管；透析前充分冲洗透析器和血路管停用 ACEI 药物，换用其他类型透析器	换用合成膜透析器（生物相容性好的透析器）；复用透析器可能有一定预防作用

17.血液透析远期并发症有哪些？

心脑血管并发症（如左室肥厚、缺血性心脏病、心力衰竭等）、贫血、骨矿物质代谢紊乱、高血压、感染、营养不良。

18.患者透析充分性的评价标准是什么？

①患者自我感觉良好。

②透析并发症较少，程度较轻。

③患者血压和容量状态控制较好。透析间期体重增长不超过干体重5%，透前血压<160/90 mmHg且>120/70 mmHg。

④血电解质和酸碱平衡指标基本维持于正常范围。

⑤营养状况良好。

⑥血液透析溶质清除较好。小分子溶质清除指标：单次血液透析URR达到65%，spKt/V达到1.2；目标值URR达到70%，spKt/V达到1.4。

19.如何使患者达到充分透析？

①加强患者教育，提高治疗依从性，以保证完成每次设定的透析时间及每周透析计划；

②控制患者透析间期容量增长，要求透析间期控制钠盐和水分摄入，透析间期体重增长不超过干体重的5%，一般每日体重增长不超过1 kg；

③定期评估和调整干体重；

④加强饮食指导，定期进行营养状况评估和干预；

⑤通过调整透析时间和透析频率、采用生物相容性

和溶质清除性能好的透析器、调整透析参数等方式保证血液透析对毒素的有效充分清除;

⑥通过改变透析模式(如进行透析滤过治疗)及应用高通量透析膜透析等方法,提高血液透析对中大分子毒素的清除能力;

⑦定期对心血管疾病、贫血、钙磷和骨代谢异常等尿毒症合并症或并发症进行评估,及时调整治疗方案。

20.如何测定及评估Kt/V?

Kt/V是评价小分子溶质清除量的重要指标,主要是根据尿素动力学模型,通过测定透析前后血尿素氮水平并计算得来。

(1) spKt/V计算

spKt/V = −ln(透后血尿素氮/透前血尿素氮 − 0.008×治疗时间) + (4 − 3.5 × 透后血尿素氮/透前血尿素氮) × (透后体重 − 透前体重)/透后体重,治疗时间的单位为小时。

(2) 残肾尿素清除率

当 Kru<2 mL/(min·1.73 m²)时[相当于GFR 4.0 mL/(min·1.73 m²)],spKt/V的最低要求:

①每周3次透析,spKt/V需达到1.2;

②每周4次透析,spKt/V需达到0.8。

当 Kru≥2 mL/(min·1.73 m²)时,spKt/V的最低要求:

①每周2次透析,此时 Kru>3 mL/(min·1.73 m²),

spKt/V 需达到 2.0；

②每周 3 次透析，spKt/V 需达到 0.9；

③每周 4 次透析，spKt/V 需达到 0.6。

21. Kt/V 不达标者的原因有哪些？

①治疗时间没有达到透析处方要求；

②绝对血流速度没有达到透析处方要求；

③血标本采集不规范可影响 Kt/V 的估算，如怀疑血液检测有问题，应再次抽血重新检测，或送其他单位检测；

④透析器选择不当或透析器内有凝血；

⑤其他：透析液流速设置错误；错误关闭了透析液；患者机体内尿素分布异常，如心功能异常患者外周组织中尿素蓄积量增大。

22. 血标本的留取，透前抽血的标准流程是什么？

①动静脉内瘘者：于透析开始前从静脉端内瘘穿刺针处直接抽血。

②深静脉置管者：于透前先抽取 10 mL 血液并丢弃后，再抽血样送检。避免血液标本被肝素封管溶液等稀释。

23. 血透血标本的留取，透后抽血的标准流程是什么？

方法 1：首先设定超滤速度为 0，然后减慢血流速度至 50 mL/min 维持 10 s，停止血泵，于 20 s 内从动脉端抽取血标本。

方法 2：首先设定超滤速度为 0，然后减慢血流速度至 100 mL/min，15～30 s 后从动脉端抽取血标本。

方法 3：首先设定超滤速度为 0，然后将透析液设置为旁路，血流仍以正常速度运转 3～5 min 后，从血路管任何部位抽取血标本。

为避免抽取的血标本尿素、钾离子等从细胞内释放至血浆，应注意抽取后即可分离血清和血细胞。

第九章
血液滤过

1.什么是血液滤过?

血液滤过(hemofiltration,HF)模仿正常人肾小球滤过和肾小管重吸收原理,以对流方式清除体内过多的水分和尿毒症毒素。与血液透析相比,血液滤过具有对血流动力学影响小、中分子物质清除率高等优点。

2.血液滤过的适应证有哪些?

①常规透析易发生低血压;

②顽固性高血压;

③常规透析不能控制的体液过多和心力衰竭;

④严重继发性甲状旁腺功能亢进;

⑤尿毒症神经病变、尿毒症心包炎;

⑥心血管功能不稳定、多器官功能障碍综合征(MODS)及病情危重。

3.HF治疗模式和处方的选择有哪些？

治疗模式	优点	缺点	超滤系数
前稀释置换法（置换液在血滤器之前输入）	血流阻力小，滤过率稳定，残余血量少，不易形成滤过膜上的蛋白覆盖层，滤器不易凝血	清除率低，所需置换液量较大	置换液量为血流量的50%~60%
后稀释置换法（置换液在血滤器之后输入）	置换液用量较前稀释置换法少，而清除效率较前稀释置换法高	容易导致高凝状态患者的滤器凝血	置换液量为血流量的25%~30%
混合稀释法（置换液在血滤器前及后同时输入）	清除效率较高，且滤器不易堵塞，对于血细胞比容高者较实用，建议前稀释率要小于后稀释率，前稀释与后稀释比例为1:2	/	/

4.置换液检测标准值是多少？

置换液内毒素<0.03 EU/mL、细菌数<1×10⁻⁶ CFU/mL。

置换液内毒素$<0.03\ \text{EU/mL}$、细菌数$<1\times10^{-6}\ \text{CFU/mL}$。

5.血液滤过的常见并发症？

①致热原反应和败血症；

②氨基酸与蛋白质丢失；

③透析不充分。

第十章
血液透析滤过

1.血液透析滤过的概念是什么？

血液透析滤过（hemodiafiltration，HDF）是血液透析和血液滤过的结合，具有两种治疗模式的优点，可通过弥散和对流两种机制清除溶质，在单位时间内比单独的血液透析或血液滤过清除更多的中小分子物质。

2.血液透析滤过的适应证有哪些？

①透析不充分。

②透析相关的淀粉样变。

③心血管功能不稳定。

④神经系统并发症。

3.如何制定血液透析滤过处方？

①建议血流速度>250 mL/min，透析液流速 500~800 mL/min，以清除适量的溶质。

②置换液补充量：根据滤器的超滤系数及血流速度，前稀释置换液量为血流量的 50%~60%，建议 HDF 治疗 4 h 前的稀释置换液量为 30~50 L；后稀释置换液量为血流量的 25%~30%，建议 HDF 治疗 4 h 后的稀释

置换液量为18～25 L。为防止跨膜压报警，置换量的设定需根据超滤系数及血流速度进行调整。

4.如何选择血液透析滤器？

血液透析滤过使用的透析器应为高通量透析器或血滤器[超滤系数≥50 mL/(h·mmHg)]。

5.血液透析滤过的常见并发症有哪些？

①反超滤（可适当调整TMP至100～400 mmHg及血流量>250 mL/min）。

②耗损综合征：高通量透析膜的应用，使得白蛋白很容易丢失，在行血液透析滤过治疗时，白蛋白丢失增多，尤其是后稀释置换法。同时高通量血液透析能增加可溶性维生素、微量元素和小分子多肽等物质的丢失。因此，在行血液透析滤过治疗时，应及时补充营养。

第十一章
连续性肾脏替代治疗

1.什么是连续性肾脏替代治疗?

连续性肾脏替代治疗（continuous renal replacement therapy，CRRT）是指一组体外血液净化的治疗技术，是所有连续、缓慢清除水分和溶质治疗方式的总称。CRRT治疗目的不仅仅局限于替代功能受损的肾脏，近来更扩展到常见危重疾病的急救，成为各种危重病救治中最重要的支持治疗措施之一。

2. CRRT 的治疗模式有哪些?

①缓慢连续超滤（slow continuous ultrafiltration，SCUF）；

②连续性静－静脉血液滤过（continuous venovenous hemofiltration，CVVH）；

③连续性静－静脉血液透析滤过（continuous venovenous hemodiafiltration，CVVHDF）；

④连续性静－静脉血液透析（continuous venovenous hemodialysis，CVVHD）；

⑤连续性高通量透析（continuous high flux dialysis，

CHFD）；

⑥连续性高容量血液滤过（high volume hemofiltration，HVHF）；

⑦连续性血浆滤过吸附（continuous plasma filtration adsorption，CPFA）。

3. CRRT的适应证有哪些？

（1）肾脏疾病

①急性肾功能衰竭：高钾血症、酸中毒、脑水肿、心力衰竭、急性呼吸窘迫综合征、外科手术、心肌梗死及高分解代谢类疾病。

②慢性肾脏疾病并发：急性肺水肿、血流动力学不稳定、尿毒症脑病、心力衰竭。

（2）非肾脏疾病

酸碱和电解质紊乱、全身炎性反应综合征、脓毒症、挤压综合征、严重烧伤、乳酸酸中毒、心肺体外循环手术、慢性心力衰竭、肝性脑病、药物中毒、热射病、肿瘤溶解综合征。

4.CRRT治疗的优点有哪些？

①稳定性好、具有良好的血流动力学；

②较好地控制氮质血症，水、电解质和酸碱平衡；

③高效地清除液体；

④血浆渗透压变小，能够清除中、大分子及炎性

介质;

⑤对颅压影响较小;

⑥简易,可在床边进行等。

5.CRRT 常用的治疗模式有哪些?各种模式的作用是什么?

CVVHD、CVVHDF 及 CVVH 是 CRRT 最为常用的治疗方式,首选 CVVH,三种模式均作为重症 AKI 治疗方式。

CVVHDF 和 CVVH 作用:清除中大分子毒素、炎症因子和代谢产物。

CVVHD 作用:清除过多液体为主的治疗,但对溶质清除能力极弱,常用于充血性心力衰竭患者的脱水治疗,脓毒症和多器官功能障碍综合征患者应选择连续性高容量血液滤过治疗。

6.什么是滤过分数?

滤过分数(filtration fraction,FF)是超滤量与经过滤器的血浆流量的比值,一般要求控制在 25%~30%。

7.CRRT 治疗时如何选择血管通路?

①右侧颈内静脉及股静脉插管均可作为首选;

②不推荐常规使用带涤纶套的长期导管,若预计治疗时间超过 3 周则可使用带涤纶套的长期导管;

③不推荐采用动静脉内瘘或者人工血管作为 CRRT

的血管通路。

8.CRRT治疗时如何选择抗凝剂?

①不合并血栓栓塞疾病:局部枸橼酸抗凝(首选);

②合并血栓栓塞疾病及其风险:肝素类全身抗凝剂(首选)。

9.使用全身抗凝剂时如何评估抗凝的有效性?

普通肝素的半衰期为 1~1.5 h,不能通过透析和血液滤过清除,主要在肝脏、部分在肾脏清除。可通过活化凝血时间(ACT)评估抗凝的有效性,ACT正常值的 1.5~2 倍提示抗凝有效。凝血活酶时间(APTT)大于正常值的 1.5~2 倍,提示抗凝剂过量。

10.肝素过量出血时如何处理?

可用拮抗剂鱼精蛋白;中和比例为 1 mg 鱼精蛋白:10 U 肝素。

11.CRRT治疗期间使用枸橼酸抗凝应如何监测游离钙?

4% 枸橼酸剂量(mL/L)	体外枸橼酸浓度(mmol/L)	滤器后游离钙浓度(mmol/L)	静脉血游离钙浓度(mmol/L)
血流速×1.3	3~4	0.25~0.35	1~1.35

12.局部枸橼酸抗凝的禁忌证有哪些?

肝功能障碍、严重低氧血症、组织灌注差(乳酸大于 4 mmol/L）及高钙血症患者，应禁用局部枸橼酸抗凝。

13. CRRT 可选择何种滤器？

CRRT 通常采用高生物相容性血滤器。除考虑生物相容性和溶质清除率、吸附细胞因子及其他脓毒症相关介质因素，与此同时还应考虑滤器的饱和时间。膜面积要求 1.0 ～ 1.5 m² 以上，超滤系数应大于 20 mL/(hr·mmHg·m²)。

14. CRRT 置换液的成分包括哪些？

置换液的溶质配方原则上要求与生理浓度相符。置换液中溶质的主要成分包括钠、钾、氯、碳酸氢根、钙、镁、磷及葡萄糖。

成分	浓度(mmol/L)	成分	浓度(mmol/L)
钠	135～145	钾	0～6
氯	100～115	钙	1.5
镁	0.5～0.75	葡萄糖	5～12
碳酸氢根	30～38	磷	—

注：置换液中钾的浓度须根据治疗需求进行调整，国内置换液中均不含磷，因此长时间的治疗易伴低磷血症，必要时从外周进行补充。

15. CRRT 后如何进行封管？

对于没有活动性出血或出血风险的患者，建议采用 1 000 U/mL 肝素盐水封管；对于有活动性出血的患者，建议采用4%的枸橼酸钠液封管，12～24 h一次。

16.CRRT的护理要点有哪些？

①生命体征：严密观察患者生命体征、神志、意识的变化，参数发生变化时，应立即对患者的病情进行重新评估，并及时调整治疗方案。

②液体平衡：保持液体出入量平衡在CBP的治疗中至关重要，应避免液体配置和容量平衡控制不当而引起严重不良反应。

③血电解质和血气分析：严密监测患者血生化、血气分析等指标，确保所有泵入液体按正确的且与置换液相匹配的速度输入，严格遵医嘱配制置换液，避免造成医源性内环境紊乱。

④凝血功能：抗凝剂的应用使出血危险明显增加，因此应加强观察患者的各种引流液及伤口渗血等情况，定期监测凝血参数、及早发现出血，及时调整抗凝剂的用量或改用其他抗凝方法。

⑤预防感染：在体外循环下，血液本身可成为细菌的感染源，管路、滤器、测压管与压力传感器的连接以及取样口等均是细菌入侵的部位。置换液的不断更换也是感染的重要途径，在处理这些接口时应严格按照无菌操作规程进行。导管换药时严格执行无菌操作，当敷料潮湿或被污染时应及时更换。

第十二章
单纯超滤

1.什么是单纯超滤?

单纯超滤（simple ultrafiltration，SUF）是通过对流转运机制，采用容量控制或压力控制，经过透析器/滤器的半透膜等渗地从全血中除去水分的一种治疗方法。

2.单纯超滤的特点有哪些?

①在单纯超滤治疗过程中，不需要使用透析液和置换液。

②血流动力学较稳定，有利于清除体内过多的水分。

3.单纯超滤的适应证有哪些?

①严重水肿，药物治疗效果不佳;

②难治性心力衰竭;

③急、慢性肺水肿。

4.进行单纯超滤时应遵循哪些原则?

①每次超滤量（脱水量）不超过体重的4%~5%为宜;

②超滤量设定为1~2 L/h，可根据临床实际情况适时调整，首次超滤量原则上不超过3 L;

③缓慢连续单纯超滤（SCUF）：超滤率一般设定为2～5 mL/min，可根据临床实际情况适时调整，原则上一次 SCUF 的总超滤量不宜超过 4 L。

5.单纯超滤的注意事项有哪些?

①红细胞比容水平越高，在单纯超滤过程中容易因血液浓缩、血液黏度上升致血流阻力增加。因此对于红细胞比容较高的患者，应减少超滤率或适当增加抗凝药物的剂量。

②血清白蛋白水平越高，单纯超滤过程中血清蛋白成分越容易黏附于滤器膜上，而影响超滤效果；若血清白蛋白水平过低，血浆胶体渗透压下降，可导致单纯超滤过程中患者组织间隙的水分回流入血减少，血管再充盈不足，容易发生低血压而难以完成超滤目标，此类患者在单纯超滤过程中是否补充人血白蛋白等胶体溶液，应依据临床实际情况做出判断。

③温度过低将增加血液黏度，影响超滤效果。因此，单纯超滤过程中应注意给患者保温。

④单纯超滤过程中，血液中的电解质成分将随水分等比例清除，因此超滤结束后患者体内各种电解质的总量，尤其是钠离子总量将降低；而超滤引起的有效循环血容量的下降，将刺激交感神经兴奋，促使钾离子从细胞内移向细胞外，因此，超滤结束后患者血清钾水平可

能升高。

⑤选择高通量血液透析器/滤器，有助于完成目标超滤量；但超滤过程中氨基酸等营养物质的丢失也会因此而增多。

第十三章
血浆置换

1.什么是血浆置换?

血浆置换(plasma exchange,PE)是一种清除血液中大分子物质的血液净化疗法,是将血液引出至体外循环,通过膜式或离心式血浆分离方法,从全血中分离并弃除血浆,再补充等量新鲜冰冻血浆或白蛋白溶液,以非选择性或选择性地清除血液中的致病因子(如自身抗体、免疫复合物、冷球蛋白、轻链蛋白、毒素等),并调节免疫系统、恢复细胞免疫及网状内皮细胞吞噬功能,从而达到治疗疾病的目的。

2.什么是单重血浆置换?

单重血浆置换是将分离出的血浆全部弃除,同时补充等量的新鲜冰冻血浆或白蛋白溶液。

3.什么是双重血浆置换?

双重血浆置换是将分离出来的血浆再通过更小孔径的膜型血浆成分分离器,弃除含有较大分子致病因子的血浆,同时补充等量的白蛋白溶液。

4.两种血浆分离置换有何区别?

	单重血浆置换	双重血浆置换
工作原理	一次分离置换	二次分离置换
置换液	新鲜冰冻血浆或白蛋白	少量(白蛋白)
去除致病物质的选择性或特异性	无	选择性
并发症	多	少

5.血浆置换的适应证有哪些?

肾脏疾病、免疫性神经系统疾病、风湿免疫性疾病、消化系统疾病、器官移植、自身免疫性皮肤疾病、代谢性疾病、药物/毒物中毒。

6.血浆置换中应使用何种置换液?

下表列出了血浆置换过程中使用白蛋白溶液和新鲜冰冻血浆作为置换液所存在的优缺点,在不同情况下应根据病情来选择合适的置换液以达到最佳的治疗结果。

置换液	优点	缺点
白蛋白	无病毒感染的危险 过敏反应少 无需考虑 ABO 血型	昂贵 无凝血因子 无免疫球蛋白
新鲜冰冻血浆	含凝血因子、补体 含白蛋白、免疫球蛋白	有致病毒感染的风险 有过敏反应、溶血反应 必须与 ABO 血型一致

胶体溶液替代物：只能维持胶体渗透压，如低分子右旋糖酐，应在治疗起始阶段使用，总量不超过总置换液的20%。

　　7.血浆置换的常见并发症有哪些？

　　低血压：低血压是血浆置换的常见并发症，其常见原因有：

　　①体外循环中客观存在的血液量（250~375 mL）；

　　②血管内胶体渗透压降低；

　　③过敏、出血。

　　过敏反应：血浆置换过程中发生的过敏反应主要是由于置换液而引起，部分过敏反应也可考虑为对血浆分离器的不耐受。

　　低钙血症：白蛋白为置换液时易出现。

　　溶血：注意输入血浆的血型，并严密监测血钾，避免发生高血钾。

　　出血倾向：使用白蛋白置换液易致凝血因子缺乏、抗凝药物过量等。

　　8.如何预防血浆置换中出现低血压？

　　①补充胶体溶液：如人血白蛋白或新鲜冰冻血浆，以保持机体血流动力学稳定。

　　②在操作过程中根据患者的血压变化，严格掌握血浆分离速度、置换液输入速度及血浆清除速度。

③对症处理。

9. 如何预防血浆置换中发生出血?

除严密监测患者的血流动力学改变及脑出血的早期症状外,如遇出血倾向患者,应立即联系医生调整肝素剂量,必要时使用止血药物和应用肝素拮抗剂(鱼精蛋白),以改善出血症状。

10. 血浆置换的注意事项?

①置换液的加温:血浆置换术中患者因输入大量液体,如液体未经加温输入后易致畏寒、寒战,故所备的血浆等置换液需经加温后输入,且须干式加温。

②血浆置换治疗开始时,先全血自循环 5~10 min,观察正常后再进入血浆分离程序。全血液速度宜慢,观察 2~5 min,无反应后再以正常速度运行。单重血浆置换时血浆分离器的血流速度为 80~150 mL/min。双重血浆置换时分流器的血流速度为 80~100 mL/min,血浆成分分离器的血流速度为 25~30 mL/min。

第十四章
血浆吸附

1.什么是血浆吸附？

血浆吸附（plasma adsorption，PA）是血液引出后先进入血浆分离器，应用膜式分离技术，将血液的有形成分（血细胞、血小板）和血浆分开，血浆再进入吸附柱进行吸附并清除血浆中特定物质，吸附后血浆与分离的有形成分再回输至体内。

2.血浆吸附根据吸附剂特性分为哪几类？其特点和作用是什么？

	吸附特点	清除物质
分子筛吸附	非特异性吸附	清除中分子毒素、药物中毒的物质
免疫吸附	特异性吸附	清除血液中致病物质（中大分子）

3.血浆吸附的适应证有哪些？

①肾脏疾病：肾病综合征、局灶节段性肾小球硬化、脂蛋白肾病等；

②风湿性免疫系统疾病：系统性红斑狼疮和狼疮性肾炎、类风湿关节炎、系统性血管炎、抗磷脂抗体综合

征、混合型结缔组织病等；

③神经系统疾病：重症肌无力、吉兰-巴雷综合征（GBS）等；

④血液系统疾病：特发性血小板减少性紫癜、血栓性微血管病、血友病等；

⑤血脂代谢紊乱：家族性高胆固醇症、高脂血症等；

⑥消化系统疾病：重症肝炎、肝衰竭、高胆红素症等；

⑦器官移植排斥：ABO血型不合的肾移植、高致敏的肾移植、肾移植后排斥；

⑧化学药物或毒物中毒；

⑨其他指征：心血管疾病、自身免疫性皮肤疾病等。

第十五章
血液灌流

1.什么是血液灌流?

血液灌流(hemoperfusion，HP)是将患者血液从体内引到体外循环系统，通过灌流器中吸附剂(活性炭、树脂等材料)与体内待清除的代谢产物、毒性物质以及药物间的吸附结合，达到清除这些物质的治疗方法。

2.血液灌流的基本原理及其作用?

血液灌流的主要原理是通过吸附，清除体内的内源性中大分子毒素和外源性有毒物质，如肌酐、尿酸、酚类、胍类和巴比妥类药物，但不能清除尿素氮、水、电解质。每周进行一次血液灌流治疗，可显著提高血清IPTH和β_2微球蛋白的清除率，改善瘙痒症状。

3.血液灌流的适应证有哪些?

①急性药物或毒物中毒;

②终末期肾脏疾病(尿毒症)，特别是合并顽固性瘙痒、难治性高血压、高β_2微球蛋白血症、继发性甲状旁腺功能亢进、周围神经病变等;

③重症肝炎，特别是暴发性肝衰竭及肝性脑病;

④系统性炎症反应综合征、脓毒症等重症感染，如革兰阴性杆菌败血症；

⑤银屑病或其他自身免疫性疾病；

⑥其他疾病：如海洛因等药物成瘾、家族性高胆固醇血症、重症急性胰腺炎、甲状腺功能亢进危象等。

4.血液灌流器的持续使用时间和间隔时间分别是多长？

每次血液灌流的时间取决于吸附材料的吸附能力与饱和速度。对大多数溶质而言，吸附剂一般在 2 h 内达到饱和。根据临床需要，可每间隔 2 h 更换一次灌流器。但一次连续性灌流治疗时间一般不超过 6 h。对于部分脂溶性较高的药物或毒物而言，在一次治疗结束后很可能会有脂肪组织中的相关物质释放入血的情况，可根据不同物质的特性间隔一定时间后再次进行灌流治疗（间隔时间一般为 8 ~ 10 h）。

5.行血液灌流时如何进行体外循环系统检测？

报警项目	原　因
动脉端低压报警	动脉穿刺针或留置导管抵住血管壁或堵塞（流量不足）
动脉压上限报警	灌流器内血液阻力增加,多见于高凝现象
静脉压低压报警	灌流器内凝血、血流量不足
静脉压高压报警	除泡器内凝血、滤网堵塞

6.什么是治疗毒物中毒反跳现象?

灌流治疗结束后临床症状与体征得到暂时性缓解,治疗结束后数小时或次日再次加重。

原因:

①部分脂溶性较高的药物/毒物(安眠药或有机磷农药等)从组织中再次释放入血;

②洗胃不彻底,药物/毒物再次经胃肠道吸收入血。

处置:一旦出现反跳现象,再次进行血液灌流等治疗。

7.血液灌流的并发症及处理要点?

	临床表现	处理措施
生物不相容	开始后 0.5~1.0 h 出现寒战、发热、胸闷、呼吸困难、白细胞或血小板一过性下降(可低至灌流前的 30%~40%)	静推地塞米松、吸氧,处理后症状无缓解,应及时终止灌流治疗
吸附剂颗粒栓塞	治疗开始后出现进行性呼吸困难、胸闷、血压下降	停止治疗,吸氧或高压氧治疗,并对症处理
出凝血功能紊乱	皮肤和黏膜组织出血	密切观察、发现异常及时处理
空气栓塞	突发呼吸困难、胸闷气短、咳嗽,严重者表现为发绀、血压下降,甚至昏迷	停止灌流治疗,高浓度吸氧,按空气栓塞抢救的诊治进行治疗

第十六章
血液透析患者高血压的治疗

高血压是血液透析患者最常见的重要并发症。

血液透析患者伴发的高血压包括：透析高血压，透析过程中平均动脉压较前升高 15 mmHg 以上；透析间期高血压，非透析日符合高血压的诊断标准。

1.血液透析患者高血压的主要病因及危险因素有哪些？

①水钠潴留，导致容量负荷过重；

②肾素—血管紧张素—醛固酮系统活动性增强；

③交感神经兴奋；

④甲状旁腺功能亢进；

⑤睡眠障碍或药物影响等。

2.如何评估血液透析患者合并高血压的临床类型？

连续三个透析日和非透析日的周期评估患者非透析日、透析日前、透析过程中和透析后的血压，绘制血压波动曲线，明确高血压临床类型。

3.干体重不达标患者，应当怎么控制透析期间体液容量，使干体重达标？

①控制透析期间体重增长，应当小于干体重的5%；

②控制水盐摄入，食盐摄入<5 g/d；

③调整血液透析处方，如：序贯透析增加钠排除；延长透析时间、增加透析次数；超滤曲线等。

4.干体重达标患者，根据高血压临床类型（透前–透中–透后–非透析日），如何合理选择降压治疗方案？

①高–下降–正常–高型：首先控制干体重，非立即应用降压药治疗；

②高–下降/低–低–高型：控制干体重，降低透析效率，使用透析可清除的ACEI类降压药（依那普利、赖诺普利、培哚普利）；

③高–升高–高–高型：控制干体重，使用透析不易清除的ACEI类药物（贝那普利、福辛普利）、ARB类药物、β受体阻滞剂；

④正常–高–正常–正常型：使用透析不易清除的ACEI类药物、ARB类药物、β受体阻滞剂；

⑤低–升高/正常/高–低–低型：使用多巴酚丁胺、洋地黄类药物，使用透析不易清除的ACEI类药物、ARB类药物。

5.透析常用降压药物清除率及治疗后是否补充？

药物名称	血液透析清除率	透析后补充
血管紧张素转化酶抑制剂（ACEI）		
贝那普利	几乎没有	5～10 mg
卡托普利	50%	12.5～25 mg
血管紧张素受体阻滞剂（ARB）		
厄贝沙坦	不清除	不补充
氯沙坦	不清除	不补充
钙通道阻滞剂（CCB）		
氨氯地平	不清除	不补充
尼卡地平	不清除	不补充
α、β 受体阻滞剂		
阿罗洛尔	不清除	不补充
卡维地洛	不清除	不补充
α 受体阻滞剂		
特拉唑嗪	不清除	不补充
β 受体阻滞剂		
美托洛尔	不清除	50 mg
阿替洛尔	50%	25～50 mg
倍他洛尔	不清除	不补充
中枢 α 受体激动剂		
可乐定	5%	不补充
胍已定	不清除	不补充
血管扩张剂		
硝普钠	不清除	不补充

第十七章
透析中低血压的预防与治疗

1.血液透析中低血压的定义是什么？

透析中低血压目前没有统一定义，一般指血液透析中患者血压下降一定的数值或比值，并出现需要进行医学干预的临床症状或体征。防治原则以预防为主，包括积极预防，早期发现，快速处理，适当扩容。

2.血液透析中进行低血压防治的三级方案是什么？

①一级方案：控制盐摄入（<5 g/d）+改善营养状态+透析中禁食+评估调整干体重+透析温度<36.5 ℃+调整降压药物（选择透析可清除降压药）+评估心功能+治疗导致低血压的原发病；

②二级方案：降低透析效率+逐渐降低透析温度，（可降至34 ℃）+改变透析方式（调钠透析/序贯透析/血液滤过）+延长透析时间/或增加透析频率+采用高钙透析；

③三级方案：盐酸米多君+左旋卡尼丁。

以上所有方案均不能有效控制时可考虑转腹膜透析。

3.透析中低血压发生时应当如何治疗？

①调整体位：调整为特伦德伦伯卧位（Trendelenburg position)，意指仰卧、头低脚高、斜率约为15°～30°的姿势(反特伦德伦伯卧位则是头高脚低的仰卧位)；

②停止超滤；

③液体输注：高渗葡萄糖溶液、等渗/高渗盐水，改善无效患者可考虑输入人血白蛋白。

上述治疗无效可提前终止透析治疗。

第十八章
血液透析患者常见心律失常的处理原则和药物选择

1.透析间期心律失常的处理原则是什么？

①明确心脏基础性疾病，查找病因及诱发因素，予心脏专科对症处理；

②特殊治疗：电解质紊乱导致的心律失常，且血流动力学稳定的患者，应行紧急血液透析治疗。

2.透析中心律失常的处理原则是什么？

①尽快明确心律失常类型及原因：心电图检查，急检血电解质、血气分析。

②常见诱因及紧急处理：高钾血症或伴有酸中毒患者，应避免纠正酸中毒、降钾过快；低钾血症或伴有低钙血症患者，静脉补充氯化钾、氯化钙或葡萄糖酸钙；容量超负荷心衰患者，超滤速度<15 mL/min，延长透析时间；新发冠脉综合征患者，根据血压状态给予口服或静脉滴注硝酸甘油，尽快停止透析改CRRT；心搏骤停者，终止透析，启动心肺复苏。

经上述处理，心律失常未完全控制的患者，根据心律失常类型给予药物处理。

3.适用于室上性心动过速的药物有哪些？

①维拉帕米：适用于各类患者的室上性心动过速患者，禁用于伴有P-W的心房颤动患者；

②胺碘酮：适用于各类室上性心动过速患者，特别是合并心肌缺血的器质性心脏病患者；

③腺苷：仅适合年轻且心脏无明确器质性病变患者；

④洋地黄类：伴有心力衰竭者可选用西地兰。

4.适用于心房颤动的药物有哪些？

①存在电解质紊乱如低血钾患者，应首先给予相应处理；

②不伴心力衰竭、低血压或预激综合征的患者，可予以钙通道阻滞剂（维拉帕米）或β受体阻滞剂（美托洛尔）控制心室率。

5.适用于室性心律失常的药物有哪些？

①不伴器质性心脏病的期前收缩患者，不建议常规用药；

②合并急性冠脉综合征室性期前收缩的患者，可以选择β受体阻滞剂；

③心室颤动患者，立即心肺复苏，尽早电除颤，使用肾上腺素。

6.适用于缓慢型心律失常的药物有哪些？

①存在电解质紊乱者，及时对症处理；

②药物治疗：阿托品；异丙肾上腺素。

7.血液透析患者抗心律失常常见药物种类有哪些？如何应用？

药物分类	药物名称	适应证	常规用法和注意事项	透析能否清除
Ⅰa 类	普鲁卡因胺	阵发性室上性心动过速、室性期前收缩、室性心动过速等	0.1 g 静脉注射 5 min，必要时每隔 5～10 min 重复一次静脉注射，总量≤10～15 mg/min	能
Ⅰb 类	利多卡因	快速型室性心律失常	负荷量 1.0 mg/kg，稀释后 3～5 min 内静脉注射，继以 1～4 mg/min 维持静脉滴注，如无效，5～10 min 后可重复负荷量静脉注射，1 h 内最大剂量≤200～300 mg	不能
Ⅰc 类	美西律(慢心律)	慢性室性心律失常	150～200 mg/次，每日 3 次，口服	不能
	普罗帕酮(心律平)	室上性心动过速	1～1.5 mg/kg 或 70 mg 加 5% 葡萄糖液稀释后，静脉注射 10 min，起效后 0.5～1.0 mg/min 静脉滴注	不能
Ⅱ 类	美托洛尔	窦性及室上性心动过速、室性心律失常	不伴心力衰竭、低血压或预激综合征的心房颤动：5 mg 静脉注射 5 min，每 5 min 重复静脉注射	不能

续表

药物分类	药物名称	适应证	常规用法和注意事项	透析能否清除
Ⅲ类	胺碘酮	室上性心动过速	冠脉综合征房颤患者：5 mg/kg,稀释后静脉泵入1 h,继之以50 mg/h泵入6 h; 室性心动过速:5 mg/kg稀释后静注10 min	不能
Ⅳ类	维拉帕米	口服:控制房扑和房颤的心室率	240~320 mg/d,3~4次/d,口服	不能
		静脉注射:治疗快速性室上性心律失常	5 mg稀释至少2 min静注	
其他	阿托品	窦性心动过缓	起始0.5 mg静注,必要时重复	能
	西地兰	慢性心力衰竭	首剂0.2~0.4 mg,5%葡萄糖稀释后缓慢静注10~20 min	不能

注：Ⅰ类：钙通道阻滞剂；Ⅱ类：β受体阻滞剂；Ⅲ类：延长动作电位时程药物；Ⅳ：钙通道阻滞剂。

第十九章
血液透析患者心力衰竭的诊断与治疗

1.心力衰竭的定义是什么？

心力衰竭是指由于任何心脏结构或功能异常导致心室充盈和/或射血功能受损，心排量不能满足机体代谢需要，以肺循环和/或体循环淤血，器官和组织血液灌注不足为临床表现的一组综合征，主要临床表现为呼吸困难、乏力以及体液潴留。

2.透析患者心力衰竭常见病因有哪些？

①容量负荷过重；

②压力负荷过重；

③缺血性心肌病变；

④心肌炎和原发心脏病；

⑤心脏代谢性疾病；

⑥治疗透析参数设置不当或操作失误，导致透析液大量反超，可诱发急性左心衰。

3.心力衰竭的临床表现有哪些？

①急性左心衰：起病急，严重呼吸困难，端坐呼吸，咯粉红色泡沫痰，两肺可闻及广泛水泡音和哮鸣

音，容量负荷过重，BNP和NT-proBNP浓度增高；

②慢性左心衰：劳力性呼吸困难，咳嗽、咳痰和咯血，体力下降，双肺底细湿啰音，液体负荷过重；

③慢性右心衰：主要见于肺动脉高压、三尖瓣或肺动脉瓣疾病及肺心病等。

4.透析患者心力衰竭的防治有哪些？

预防：戒烟戒酒，增强营养，适当运动；控制高血压和透析中低血压；纠正贫血；控制骨矿物质异常。

加强患者容量管理：低盐饮食<5 g/d；透析期间体重增长<5%干体重；定期评估调整干体重，定期评估透析充分性，控制心力衰竭的诱因。

5.急性左心衰的治疗要点有哪些？

明确病因，若有容量负荷过重，尽早实施血液净化治疗。

①减少静脉回流，端坐位＋双腿下垂；

②吸氧：高流量吸氧，在湿化瓶中加入20%～50%酒精湿化；

③超滤脱水；

④镇静：吗啡；

⑤血管扩张药物：首选硝普钠；

⑥正性肌力药物：毛花甘丙，氨茶碱；

6.主要的血管扩张药物有哪些?

高血压伴急性心力衰竭患者,可静脉使用血管扩张药物缓解症状;收缩压<90 mmHg者禁忌使用。

药物名称	作用机制	用法及注意事项
硝酸甘油	扩张静脉和选择性扩张冠状动脉与大动脉	5~10 μg/min 静脉滴注,根据血压调整剂量
硝普钠	扩张动脉和静脉,降低前后负荷	硝普钠 50 mg+5% 葡萄糖 50 mL,0.6 mL/h,根据血压调整剂量
乌拉地尔	降低血管阻力和后负荷,增加心排出量	静脉滴注 100~400 μg/min,根据血压调整剂量
酚妥拉明	迅速降压和减轻后负荷	静脉滴注 0.1~1 mg/min

7.如何正确使用正性肌力药物?

对于容量充足但血压低(收缩压<90 mmHg)的患者,可增加心输出量和血压,改善外周灌注。

药物名称	用法和注意事项
多巴酚丁胺	100~250 μg/min,需监测血压
多巴胺	起始剂量为 2~20 μg/(kg·min),根据血流动力学调整剂量
磷酸二酯酶抑制剂	首剂为 25~75 μg/(kg·min),静脉滴注

第二十章
血液透析患者心源性猝死的防治

1. 血液透析患者如何进行心源性猝死防治？

①有效纠正患者高血压、低血压、微炎症状态、不良营养状态、骨矿物质代谢异常、贫血、酸碱平衡紊乱、高脂血症等并发症基础上，改善心脏重塑和心脏耗氧；合并严重心律失常患者应给予抗心律失常药物，调节干体重，有效治疗心力衰竭；

②改善血液透析治疗；

③埋入性自动除颤起搏器（AICD）：4周前发生过心肌梗死，合并左心室射血分数<35%等情况的患者，经医生评估后可考虑 AICD 治疗；

④及时手术，加强透析期间患者管理和家庭管理。

2. 如何改善血液透析治疗？

①避免应用钾浓度<2.0 mmol/L 或钙浓度<1.25 mmol/L 的透析液；

②宣教患者控制透析间期液体摄入；

③透析结束回流速度应缓慢；

④适当将透析液温度调低 0.5 ~ 2 ℃。

第二十一章
血液透析患者脑卒中的诊治

1. 什么叫脑卒中？

脑卒中（cerebral stroke）是由于脑部血管突然破裂或因血管阻塞导致血液不能流入大脑而引起脑组织损伤的一种急性脑血管疾病。包括出血性卒中（急性脑出血）和缺血性卒中（急性缺血性脑卒中）。

2. 血液透析患者急性脑出血的主要病因是什么？最常见的出血部位在哪？

血液透析患者脑出血的发病率高，主要病因是高血压。

最常见的出血部位为基底节区。

3. 血液透析患者急性缺血性脑卒中的危险因素有哪些？

①老年、高血压病、糖尿病、动脉硬化、心脏病（心房颤动、瓣膜病、缺血性心脏病等）、睡眠呼吸暂停综合征、高脂血症以及吸烟、缺血性脑卒中既往病史和家族史等；

②低血压血液透析患者急性缺血性脑卒中多发于透

析结束后6 h内；

③透析过程中抗凝不充分；

④促红细胞生成刺激素应用引发的血液黏滞。

4. 对血液透析患者急性缺血性脑卒中的再发怎样预防？

①抗血小板药物的使用同非透析患者，但易增加出血风险；

②抗凝治疗；

③血压控制：一般急性缺血性脑卒中后1个月开始降压治疗。

5. 急性脑出血与急性缺血性脑卒中的对比？

	急性脑出血	急性缺血性脑卒中
临床表现	出现突发局灶性神经系统症状（一侧面部或肢体无力或麻木，语言障碍等），应首先考虑急性脑血管疾病；患者合并呕吐、收缩压>220 mmHg、严重头痛、昏迷或意识障碍、症状在数分钟或数小时内进展	①一侧肢体（伴或不伴面部）无力或麻木；②一侧面部麻木或口角歪斜；③说话不清或理解语言困难；④双眼向一侧凝视；⑤单眼或双眼视力丧失或模糊；⑥眩晕伴呕吐；⑦既往少见的严重头痛、呕吐；⑧意识障碍或抽搐
主要辅助检查	CT（金标准）、MRI	CT（首选）、MRI

续表

	急性脑出血	急性缺血性脑卒中
诊断标准	①依据突然发病、剧烈头痛与呕吐、出现神经功能障碍等临床症状和体征，结合头颅 CT 扫描等影像学检查结果，可诊断急性脑出血； ②原发性脑出血，特别是高血压脑出血的诊断，需要排除各种继发性脑出血疾病	①急性起病； ②局灶性神经功能缺损（一侧面部或肢体无力或麻木，语言障碍等），少数为全面神经功能缺损； ③影像学出现责任病灶或症状/体征持续数 24 h 以上； ④排除非血管性病因； ⑤脑 CT/MRI 排除脑出血
应急处理	①立即停止抗凝剂输注，并迅速下机； ②建议转入脑卒中单元或神经内科监护室治疗，患者呼吸、吸氧、体温控制和血糖控制同非透析患者； ③伴脑水肿、颅内压升高的大量脑出血（预测出血量>30 mL）或脑室出血的患者，评估外科急诊手术治疗指征； ④颅内高压治疗	①立即回血下机，建议转入脑卒中单元或神经内科监护室治疗；患者呼吸、吸氧、体温控制和血糖控制同非透析患者； ②溶栓治疗； ③取栓手术或血管内介入治疗； ④血压控制

续表

	急性脑出血	急性缺血性脑卒中
血液透析治疗注意事项	①急性脑出血发病24 h内避免血液透析； ②发病早期选择影响颅内压较小的透析方式； ③透析过程中给予甘油果糖静脉注射，结合超滤治疗降低颅内压； ④抗凝剂可选用枸橼酸局部抗凝。使用华法林的患者，停用华法林，并给予维生素K；使用肝素或低分子肝素的患者，给予鱼精蛋白拮抗	①急性缺血性脑卒中发病24 h内避免血液透析； ②发病早期选择影响颅内压较小的透析方式； ③透析过程中给予甘油果糖静脉注射，结合超滤治疗降低颅内压；但应避免快速、大量脱水，以防止血液浓缩引起的脑血流量减少而加重脑缺血； ④抗血栓治疗时，为减少出血并发症，应减少透析时的抗凝剂剂量

第二十二章
血液透析患者贫血的治疗

1.血液透析患者合并贫血的病因有哪些?

①内源性红细胞生成素 (erythropoietin,EPO) 缺乏;

②铁缺乏;

③微炎症状态;

④尿毒症毒素;

⑤继发性甲状旁腺功能亢进;

⑥透析不充分;

⑦血液透析失血;

⑧合并其他疾病引起的贫血。

2.血液透析患者贫血的诊断是什么?

海平面地区,年龄>15岁非妊娠女性血红蛋白(Hb) <120 g/L,妊娠女性 Hb<110 g/L,男性 Hb<130 g/L,可诊断贫血。0.5 ~ 5岁儿童 Hb<110 g/L,5 ~ 12岁儿童 Hb <115 g/L,12 ~ 15岁儿童 Hb<120 g/L,可诊断贫血。

3. 怎样明确贫血原因?

①是否存在EPO缺乏;

②是否存在铁缺乏;

③是否存在微炎症状态；

④是否存在继发性甲状旁腺功能亢进；

⑤评估血液透析充分性；

⑥是否存在失血；

⑦除外其他疾病引起的贫血。

4. 贫血的监测项目是什么？

①血液常规：包括血红蛋白（Hb）、血细胞比容、平均红细胞血红蛋白量（MCH）、平均红细胞血红蛋白浓度（MCHC）、白细胞计数和分类、血小板计数等；

②网织红细胞计数；

③铁状态指标：a.铁储备，b.可利用铁；

④血清超敏C反应蛋白：评估炎症情况；

⑤未能明确贫血病因者，应行维生素 B_{12}、叶酸、便隐血、骨髓穿刺等检查，以除外相关疾病。

5. 血液透析患者贫血的治疗靶目标是什么？

①建议血红蛋白（Hb）≥110 g/L，尽量避免超过130 g/L。依据患者年龄、透析方式、生理需求及并发症情况进行药物剂量的个体化调整。

②铁状态血清铁蛋白>200 μg/L且TSAT>30%。

6. 血液透析患者贫血的治疗有哪些？

①红细胞生成刺激剂（ESAs）；

②铁剂的应用；

③低氧诱导因子脯氨酰羟化酶抑制剂（hypoxia-inducible factor prolyl hydroxylase inhibitors，HIF-PHI）：一种新型治疗肾性贫血的小分子口服药；

④输血治疗。

7. ESAs（红细胞生成刺激剂）的用药途径是什么？

接受血液滤过或血液透析治疗的患者，应静脉或皮下注射给药。

8. 什么叫 ESAs（红细胞生成刺激剂）低反应性？

皮下注射 ESAs 剂量达到每周 300 IU/kg 或静脉注射剂量达每周 500 IU/kg 时，血红蛋白仍不能达到或维持靶目标值，称为 ESAs 低反应性。

9. 使用 ESAs（红细胞生成刺激剂）的注意事项是什么？

①在 ESAs 治疗前应纠正引起贫血的可逆因素，如铁缺乏、感染、微炎症状态等；

②应权衡 ESAs 治疗的利弊风险：ESAs 治疗可减少输血，纠正贫血症状，但会增加卒中、血管通路失功、高血压等风险；

③既往患有恶性肿瘤或脑卒中的患者，尤其以治愈肿瘤为治疗目标的活动性肿瘤患者，应用 ESAs 治疗时需谨慎；

④注意 ESAs 的不良反应：高血压、头痛、皮肤瘙痒及皮疹、恶心呕吐、关节痛、发热、血液透析血管通路血栓、眩晕及血栓栓塞性疾病等。

10. 铁剂的种类与给药途径是什么？

铁剂种类：蔗糖铁最为安全，其次是葡萄糖醛酸铁、右旋糖酐铁。

给药途径：血液透析患者优先选择静脉铁剂；铁状态评估结果显示缺铁不显著的患者，也可口服补充铁剂，包括硫酸亚铁、枸橼酸铁、富马酸亚铁等。

11. 使用铁剂的注意事项是什么？

①使用静脉铁剂会出现过敏样症状，因此首次使用静脉铁剂时，输注铁剂后的 60 min 应严密监测，并且需配备心肺复苏设备（包括药物）以及人员培训以评估和处理铁剂的不良反应；

②急性活动性感染时避免输注静脉铁剂。

静脉铁剂治疗期间应监测铁状态，避免出现铁过载。

第二十三章
慢性肾脏病矿物质与骨异常的防治

1.慢性肾脏病矿物质与骨异常（CKD-MBD）的定义是什么？

慢性肾脏病矿物质与骨异常（CKD-MBD）是CKD引起的系统性矿物质和骨代谢紊乱，包括：

①钙、磷、甲状旁腺激素（parathyroid hormone，PTH）和维生素D等代谢异常；

②骨容量、骨转化、矿物质化、骨线性增长和强度异常；

③血管或其他软组织等异位钙化。

CKD-MBD也是透析患者致残和死亡的主要病因。

2. 如何通过评估血钙、血磷和血PTH水平决定透析患者的CKD-MBD治疗方案？

①血液透析患者应常规检测血清25羟维生素D[25(OH)D]。对于合并维生素D缺乏的患者，应补充普通维生素D（首选维生素D_3）。

②使用磷结合剂控制血磷在正常或接近正常水平，伴有高钙血症患者使用非含钙磷结合剂。

③血钙和血磷水平已经控制至正常或接近正常的患者，如出现全段甲状旁腺激素（iPTH）水平持续升高或高水平，给予活性维生素 D 及其类似物治疗，控制 iPTH 在较理想的范围。

④经活性维生素 D 及其类似物治疗后，iPTH 水平仍难以控制的患者，可换用或联合拟钙剂治疗。

⑤对于高钙血症、高磷血症和高 iPTH 血症三者并存的患者，首先给予拟钙剂治疗，同时控制钙摄入，并用非含钙的磷结合剂。

⑥经规范药物治疗后，有顽固性高钙血症和高磷血症的患者，应考虑行甲状旁腺切除或超声引导下介入治疗。

3. 血磷水平的治疗方案是什么？

①血磷为 1.13 ~ 1.78 mmol/L 的患者，控制饮食磷的摄入，尽可能控制血磷<1.45 mmol/L；

②血磷<1.13 mmol/L 的患者，改善营养，调整饮食结构；血磷>1.78 mmol/L 的患者，控制饮食磷的摄入，口服磷结合剂，增加透析磷的清除；

③血液透析对磷的清除 Kt/V 是评价血液透析对磷清除的重要指标，充分透析是治疗高磷血症的基础。

4.磷结合剂的选择原则是什么？

优选不含钙且不含铝的磷结合剂，磷结合剂需要随餐服用，合并低钙血症患者选择含钙制剂，根据血磷水平决定使用剂量，并定期复查。

含钙磷结合剂主要包括：碳酸钙、醋酸钙、枸橼酸钙、乳酸钙、葡萄糖酸钙和酮酸钙等。

非含钙磷结合剂主要包括：含铝磷结合剂（氢氧化铝和碳酸铝）、金属磷结合剂（包括碳酸镧、聚苯乙烯磺酸镧、羟基氧化蔗糖铁、枸橼酸铁和镁盐等）和不含金属磷结合剂（包括司维拉姆和考来替兰等）。

5.血液透析患者使用维生素D的主要不良反应有哪些？

主要不良反应包括血钙升高、血磷升高以及过度抑制iPTH导致的低转运骨病，甚至无动力骨病的发生。

6.血钙持续升高如何处理？

①血钙水平持续升高或连续两次检测超过目标范围上限者，启动低钙饮食，停用钙剂及其他补钙措施；

②调整透析液钙浓度，使用1.25 mmol/L的钙浓度透析液，延长透析时间，提高透析充分性；

③停用含钙磷结合剂，如血磷水平升高换用非含钙磷结合剂；

④暂时停用活性维生素D及其类似物，换用西那卡塞；

⑤高钙血症纠正后，可考虑换用帕立骨化醇等选择

性维生素D受体激动剂。

7.血磷持续升高如何处理?

①血磷持续升高或发生高磷血症者，启动低磷饮食，控制透析的磷摄入量为500~800 mg/d;

②尽量减少无机磷的摄入，包括食物添加剂、富含无机磷辅料的药物;

③使用磷结合剂，延长透析时间，提升透析充分性。

8.血液透析患者拟钙剂的适应证、作用、禁忌证及注意事项是什么?

拟钙剂（西那卡塞）	
适应证	慢性肾衰竭一线用药,尤其适合伴发高钙血症、合并明显血管钙化,或使用活性维生素 D 治疗效果不佳的患者
作用	①显著降低透析患者 iPTH、血钙和血磷水平,提高 iPTH、血钙和血磷的控制达标率; ②可使增生的甲状旁腺体积缩小,减少甲状旁腺切除手术; ③抑制血管钙化和减轻钙化防御,对钙磷代谢紊乱导致的骨病、心力衰竭、心血管死亡等严重并发症,起到抑制或延缓作用
禁忌证	对本药成分有过敏史的患者、严重低钙血症等
注意事项	①低钙血症患者应在补充钙剂和维生素 D 制剂治疗后,血钙>9.0 mg/dL(2.2 mmol/L)再开始使用; ②具有癫痫发作风险或癫痫既往史、肝功能异常、消化道出血或消化道溃疡既往史的患者谨慎使用; ③西那卡塞使用过程中,应严密监测血钙和血清 iPTH,避免低钙血症发生以及血清 iPTH 的过度降低

第二十四章
血液透析患者高尿酸血症的治疗

1.高尿酸血症（hyperuricemia，HUA）的定义是什么？

高尿酸血症是指在正常嘌呤饮食状态下，非同日两次空腹血尿酸水平男性和绝经后女性>420 μmol/L，女性>360 μmol/L。

2.血液透析患者使用降尿酸药物治疗的时机是什么？

一般认为非糖尿病肾病、高龄、营养不良的血液透析患者，透前血尿酸≥540 μmol/L时可给予降尿酸药物治疗。

3.血液透析患者的高尿酸血症如何治疗？

①调整生活方式及饮食结构，避免高嘌呤饮食，严格戒饮各种酒类。肥胖者，建议采用低热量、平衡膳食，增加运动量，以达到标准体重。积极控制与高尿酸血症相关的心血管疾病危险因素。避免应用可升高血尿酸的药物；

②提高透析充分性；

③积极纠正代谢性酸中毒；

④保护残肾功能，避免使用肾毒性药物，控制单次透析超滤量，及时纠正血容量不足和心力衰竭等；

⑤降尿酸药物的选择与应用：别嘌醇，非布司他。

第二篇

肾脏病学知识

第一章
肾脏病基础知识

1. 肾脏有哪些特点？

肾具有血流量大、肾小球毛细血管血压高和肾小管周围毛细血管血压低的特点。

2. 肾脏的主要生理功能有哪些？

肾是机体主要的排泄器官。通过尿的生成和排出，肾实现排出机体代谢终产物，调节水、电解质及酸碱平衡的作用。肾脏同时也是一个内分泌器官，可合成和释放肾素，参与动脉血压的调节；合成和释放促红细胞生成素等，调节骨髓红细胞的生成；分泌前列腺素及生物活性物质。

3. 肾脏的解剖位置？

肾脏属于腹膜外实质性器官，位于腹膜后间隙内脊柱的两侧，左右各一，形似蚕豆。右肾上邻肝脏，所以略低于左肾。左肾上极平第11胸椎下缘，下极平第2腰椎下缘；右肾上极平第12胸椎，下极平第3腰椎。

4. 肾脏的大小？

一般而言，正常成年男性肾脏的平均体积为11 cm×

6 cm×3 cm，左肾略大于右肾。

5.肾为实质性器官，分为皮质和髓质两部分，什么是皮质和髓质？

肾实质外部颜色较浅的部分为肾皮质，肾皮质占三分之一（约1 cm厚），主要有肾小体、近曲小管、远曲小管等结构，血管丰富。

肾髓质位于皮质深部，占肾实质的三分之二，髓质内主要有肾小管、集合管和球后毛细血管。血管较少，由15～25个肾锥体构成。

6.肾脏的结构？尿液排出路径？

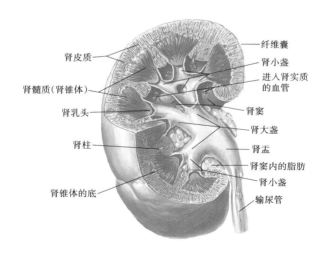

尿液排出路径：肾乳头（尿液通过乳头孔）→肾盏→肾盂（漏斗状）→肾门→输尿管。

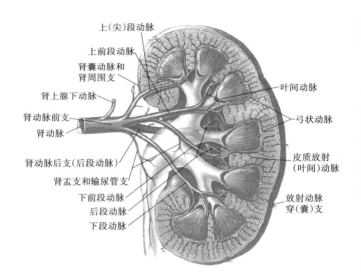

7.肾单位的构成是什么？

肾单位是构成肾脏的基本功能和结构的单位。一般人体每个肾脏约有100万个肾单位，每个肾单位包括肾小体和肾小管两个部分。

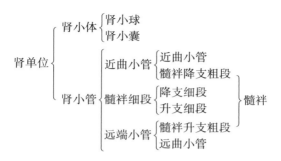

8.什么是肾小体？

肾小体是形成原尿的主要结构，肾小体呈球形，由肾小球和肾小囊两部分组成。肾小体的中央部分是由毛细血管组成的肾小球，其功能是滤出血液中的部分液体，形成原尿；肾小球外面紧包着肾小囊，其功能是收集由肾小球产生的原尿，并将原尿输送到肾小管。

9. 肾小球的工作原理是什么？

入球小动脉进入肾小球→分为5～8个主支→再分出数个小支→形成20～40个盘曲的毛细血管襻→汇聚成主支→出球小动脉。

肾小球毛细血管襻是体内唯一的介于两条小动脉之间的毛细血管床（其他毛细血管网都是介于一条小动脉及一条小静脉之间），此解剖结构保证了肾小球毛细血管内的静水压高于其他部位，有利于毛细血管的滤过功能，同时也使血液内的异常物质（如免疫复合物等）易于沉积在毛细血管壁。

10.肾小球滤过的结构基础是肾小球滤过膜，肾小球滤过膜的结构是什么？

肾小球滤过膜由外、中、内三层组成，是滤过作用的结构基础。三层结构上的微孔组成了滤过膜的机械屏障，同时膜的各层均覆盖着一层带负电荷的物质（主要的糖蛋白），起着电学屏障作用。

内层由毛细血管内皮细胞构成，其上有许多小孔，可阻止血细胞通过，对血浆中的物质几乎无限制作用。

中层是基膜，是由水和凝胶形成的纤维网结构，可允许水和部分溶质通过。

外层是肾小囊脏层上皮细胞，可限制蛋白质通过。

11.肾小球滤过膜的通透性取决于什么？

①滤过膜孔的大小（分子有效半径<2.0 nm的中性物质可自由滤过，如葡萄糖，>4.2 nm的物质则不能滤过）；

②滤过膜所带的电荷（如血浆清蛋白虽有效半径约为3.6 nm，即分子量96 000道尔顿，但因白蛋白带负电荷，因此很难滤过）。

12.正常人两侧肾脏的肾小球总滤过面积是多少？

1.5 m²左右。

13. 什么是GFR？其正常值是多少？

两侧肾脏在单位时间（min）内生成的滤液量称为肾小球滤过率，即GFR，正常值为125 mL/min。

14. 如何理解滤过分数，其正常值为多少？

滤过分数是GFR与肾血浆流量（RBF）的比值，正常值约为20%，即流经肾脏的血浆约有20%由肾小球滤过形成原尿（血浆的超滤液）。

15. 肾小管包含哪些管状结构？都有什么功能？

肾小管占正常肾皮质体积的80%～90%，是肾单位的另一个重要组成部分。

①近端小管：包括曲部、直部。

近端小管曲部（近曲小管）：主要位于肾小体周围，其主要功能是重吸收原尿中的 Na^+、K^+、Cl^-、HCO_3^-、Ca^{2+}、PO_4^{3-}、水及一些有机物质（如葡萄糖和氨基酸）等，近端小管还是肾脏产生并分泌氨的主要部位。

近端小管直部，又称降支粗段，与有机阴、阳离子的分泌有关。一些有机离子转运子对药物（包括抗生素、非固醇类消炎药、髓襻利尿剂及环孢素等）排泄起到很重要的作用。

②髓襻细段：为连接近端小管直部和远端小管直部的细直管部分。该段细胞膜对水的通透性很高，同时对尿浓缩功能具有重要作用。

③远端小管：包括直部、致密斑和曲部。

直部又称髓襻升支粗段，其上皮细胞均具有纤毛。目前认为纤毛为一机械感受器，如此功能缺失，会出现小管细胞增生失调，导致多囊肾。

远端小管曲部又称远曲小管，由单层立方上皮构成，远曲小管的主要功能是重吸收 Na^+ 和 Cl^-，远曲小管同时参与 Ca^{2+} 的重吸收。

④连接小管：为远端小管曲部和皮质集合管起始段的过渡节段，由多种细胞组成。连接小管具有明显的分泌 K^+ 的功能，而且对 H^+ 的释放、Ca^{2+} 的重吸收也有重要作用。

16. 肾脏通过什么调节水平衡？

肾脏是通过其对尿液的浓缩与稀释作用来维持人体水平衡的。

17. 尿生成的三个基本过程是什么？

①血浆在肾小球毛细血管处的滤过，形成超滤液；

②超滤液在流经肾小管和集合管的过程中的选择性重吸收；

③肾小管和集合管的分泌，最后形成尿液。

18. 肾脏如何调节钾？

体内钾的基本来源主要是人体通过食物摄入，其中肾脏对钾的排出及钾平衡的调节起主导作用。肾脏对钾的排泄需经过滤过、重吸收和再排泌的过程。经过肾小管的重吸收，原尿中的钾离子浓度明显下降；肾小管对钾的再排泌，成为调节钾平衡的重要过程。

19. 钙分布在人体的哪些部位？

正常成年人含钙约 1 ~ 2 kg，其中99%存在于骨组织，剩余1%中的大部分存在于软组织及细胞外液中。正常血浆总 Ca^{2+} 浓度为8.8 ~ 10.3 mg/dL(2.2 ~ 2.6 mmol/L)。血钙的存在形式有三种，即离子钙、蛋白结合钙和小分子结合钙（为小分子酸的阴离子与钙结合而成的可溶性复合物）。离子钙（iCa^{2+}）即游离 Ca^{2+}，占血浆钙的50%，又称可滤过钙，是血钙中直接发挥重要生理功能的部分。iCa^{2+}的正常值为1.05 ~ 1.23 mmol/L。

20. 钙的摄入与排出途径有哪些？

体内钙的平衡是通过小肠的钙摄入、骨钙的形成和吸收以及肾脏对钙的排泄三者的动态变化来维系的，而它们之间的沟通与联系则靠体液（主要是血液）来完成。

钙的摄入：饮食→肠道（吸收20% ~ 25%，以十二指肠、空肠为主），另外从小肠末端及结肠腔内的分泌物中也可重吸收近200 mg的钙，其机制为被动扩散及载体介导的转运。当摄入钙减少或为生长期儿童、妊娠及哺乳期妇女时，Ca^{2+}的吸收率增加。即使摄入不含钙的食物，肠道仍可分泌部分 Ca^{2+}。

钙的排泄：钙虽然仅有10%~20%经肾脏排出，但肾脏对Ca^{2+}排泄的调节却是机体维持细胞外液Ca^{2+}平衡的最重要部分，只有游离Ca^{2+}及小分子结合钙可以从肾小球自由滤过，98%~99%滤过的Ca^{2+}经肾小管重吸收，近70%在近端小管，约15%在髓襻，10%~15%在远端肾小管，最终每天约有200 mg的钙经肾脏排泄。

21. 甲状旁腺激素（PTH）有什么作用？

血浆iCa^{2+}浓度的维持依赖甲状旁腺激素（PTH）、活性维生素D[1,25$(OH)_2D_3$]、降钙素以及Ca^{2+}自身的调节。甲状旁腺分泌的PTH具有升高血钙和降低血磷的作用，是体内参与调节钙稳态的最重要激素之一。

PTH可以促进肠道重吸收Ca^{2+}和骨代谢，刺激肾脏远端小管对Ca^{2+}的重吸收，增加Ca^{2+}浓度；另外，PTH使近端肾小管的1a-羟化酶活性增高，将25(OH)D转化成有活性的1,25$(OH)_2D_3$，间接调节钙代谢。血浆iCa^{2+}浓度的急剧下降可刺激甲状旁腺分泌PTH，而慢性低血钙则可使甲状旁腺增生。目前认为，iCa^{2+}浓度的变化对甲状旁腺的这一作用是受甲状旁腺细胞膜上的G蛋白耦联的钙敏感受体调节的。

22. 1,25$(OH)_2D_3$的作用是什么？

1,25$(OH)_2D_3$的靶组织主要是小肠、骨骼及肾脏，它对钙代谢的主要作用是升高血钙。在小肠主要是促进钙的吸收；在骨组织则促进溶骨，其结果使 Ca^{2+} 动员和转运至血液及其他体液；在肾脏主要是促进远端小管对 Ca^{2+} 的重吸收。但 $1,25(OH)_2D_3$ 在提高远端肾小管对 Ca^{2+} 重吸收的作用方面远不及 PTH 重要。$1,25(OH)_2D_3$ 对肾钙代谢总的作用是增加肾小管对 Ca^{2+} 的重吸收，作用部位主要在远端小管。

23. 了解降钙素

降钙素是由甲状腺滤泡旁细胞合成、分泌的一种激素。降钙素可以抑制由破骨细胞介导的骨吸收，调节骨钙代谢，使血钙下降，也能影响肾远端小管对 Ca^{2+} 的重吸收。但降钙素在维持人体钙稳态中也不起主要作用。

24. 肾脏在酸碱平衡中的作用与功能有哪些？

作用：主要调节肾脏泌氢，使血浆 HCO_3^- 浓度维持在一定范围内。

功能：将滤过的 HCO_3^- 重吸收；产生新的 HCO_3^-。

25. EPO（促红细胞生成素）是一种内分泌激素，主要产生于肾脏，其作用是什么？

肾脏是调节水平衡的重要器官，EPO 可感知血细胞比容（Hct）并对其进行调节，这不但保证合适的血浆容量，也保证合适的 Hct，以利于各组织器官获得最佳的氧气供应。

第二章
肾病科临床知识

1.肾性贫血的原因有哪些？

①EPO减少导致红细胞生成减少；

②尿毒症毒素抑制骨髓生成红细胞；

③尿毒症食欲差导致生成红细胞的原料缺乏：如铁、叶酸缺乏；

④失血。

2.肾活检的临床意义是什么？

①病因诊断；

②发病原理诊断；

③根据肾脏病理类型制定治疗方案；

④了解肾脏疾病的活动性；

⑤了解临床表现与肾脏病理改变之间的关系；

⑥了解肾脏损伤进展的严重程度；

⑦了解肾脏病理类型的转化。

3.肾活检的绝对禁忌证有哪些？

①使用肝素期间，出血性疾病未能纠正者，有明显的出血倾向者，血小板计数小于 $1×10^9$/L，而凝血酶原

时间延长大于16 s者；

②单个肾、肾脏融合、肾萎缩及肾脏血管瘤者；

③患者不合作、有精神异常或严重精神官能症者；

④高血压控制不佳者。

4. 肾活检前需进行哪些检查，活检后须卧床多久？

肾活检前需进行的检查有：凝血酶原时间、出凝血时间、血小板计数、血细胞比容及血型；测定血肌酐、尿素氮的浓度，并做尿常规与相关显微镜检查。

活检后须卧床24 h。

5. 肾活检的并发症有哪些？

血尿（轻者，肉眼血尿；重者，失血性休克）、肾周血肿、动静脉瘘、感染、血块梗阻尿路。

6. 肾活检穿刺术后如何测血压？

穿刺前5 min，穿刺后即刻、15 min、30 min、60 min、120 min、180 min，共计7次。

7. 肾活检穿刺后鼓励患者饮水，为什么不主张导尿？

正常情况下尿道口0.5 cm处存在细菌，一般的消毒措施很难清除细菌，导尿时容易把尿道口的细菌带入膀胱造成感染，所以肾活检穿刺后不主张导尿。

8. 关于24小时尿蛋白定量，成年人的正常值是多少？大量蛋白尿的标准是什么？

正常值为150 mg/d；大量蛋白尿的定量标准是指的

24小时尿蛋白定量大于3.5 g。

9. 微量白蛋白尿的正常值及检测的重要意义？

正常值：20～200 μg/min。

重要意义：有助于糖尿病肾病的早期诊断。

10. 尿路感染有哪些常见致病菌？

引起尿路感染的致病菌大多数为革兰阴性杆菌，如大肠杆菌、副大肠杆菌、变形杆菌及绿脓杆菌，其中大肠杆菌最为常见，约占80%以上。

11. 导尿后会引起什么样的细菌感染？

导尿引起的感染一般是由变形杆菌、产气杆菌及绿脓杆菌所致。

12. 尿路感染使用抗菌药物的治疗原则是什么？建议抗生素使用疗程是多少天？

在使用抗菌药物之前，应做尿细菌培养，作为选用抗菌药物的参考。当尿细菌培养结果尚未出来时，可以根据临床经验选用针对革兰阴性细菌的抗菌药物，特别是针对大肠杆菌的抗菌药物。

上尿路感染的抗生素疗程一般为4天，下尿路感染的抗生素疗程一般为3天。

13. 糖尿病与长期使用皮质激素或免疫抑制剂患者，最容易引起什么微生物感染？

白色念珠菌及新型隐球菌感染多见。

14.什么是肾小管性酸中毒？

肾小管性酸中毒是指肾小管酸化功能状态，临床表现为综合征，以高氯性酸中毒、反常性碱性尿（酸中毒时 pH 仍大于 5.5）、正常血清阴离子间隙钠代谢异常（低血钾或高血钾）等为特征。

15.肾性水肿常见的原因有哪些？

①肾小球滤过率降低、水钠潴留；

②全身毛细血管通透性改变，使体液进入组织间隙；

③尿中大量丢失蛋白质，致血浆白蛋白降低，引起血浆胶体渗透压降低；

④有效血容量减少，导致继发性醛固酮增加。

16.肾病综合征发生肾病性水肿的原因是什么？

肾病性水肿的原因是尿中大量丢失蛋白质，致血浆白蛋白降低，引起血浆胶体渗透压降低。

17.什么是逆行肾盂造影？

逆行肾盂造影系经膀胱，将导丝插入输尿管内，注入造影剂，使肾盂、肾盏、输尿管显影。

18.肾盂造影的缺点有哪些？

主要缺点是具有创伤性，可诱发痉挛及肾绞痛。

19.高钾血症的原因有哪些？

肾脏不能排钾，组织坏死，酸中毒，摄入高钾食物或药物，输库存的陈旧血，应用保钾药物以及细胞内钾转移到细胞外。

20.高钾血症的临床表现有哪些？处理原则是什么？

临床表现：患者表现为四肢无力、麻木、烦躁不安等。严重时心搏骤停。

处理原则：应用排钾利尿剂，纠正酸中毒，应用高渗葡萄糖、胰岛素、阳离子交换树脂，静推葡萄糖酸钙，透析。

21.联合国世界卫生组织（WHO）将肾小球疾病分为几类？

原发性肾小球疾病：微小性病变、局灶性或节段性肾炎增殖性肾小球肾炎、局灶和节段性坏死性肾小球肾炎、局灶和节段性硬化性肾小球肾炎、膜性肾小球肾炎、增殖性肾小球肾炎、硬化性肾小球肾炎、系统性红斑狼疮性肾炎、过敏性紫癜性肾炎。

全身性感染所致肾小球病变：结节性多动脉炎、韦格纳肉芽肿、血栓性微血管病、肾小球血栓形成、恶性肾硬化、良性肾硬化、硬皮病。

代谢疾病导致肾小球损坏：糖尿病性肾小球硬化、淀粉样变、血浆蛋白异常肾疾病病变、肝病肾病。

遗传性肾病：AIPORT综合征、良性复发性血尿、先天性肾病综合征、妊娠中毒性肾病、放射性肾炎、终末期肾病、移植后肾小球损害。

22.肾小球疾病的临床分型有哪些?

肾小球疾病的临床分型有6型:隐匿型、亚急性型、肾病型、高血压型、混合型、反复发作型。

23.急性肾小球肾炎的临床特点是什么?

①起病急,病前1~3周有感染病史;

②以血尿、蛋白尿、高血压、水肿、少尿、肾功能一过性损害为特点;

③为自限性疾病。

24.急性肾小球肾炎的治疗原则是什么?

①大剂量皮质激素冲击,皮质激素和细胞毒药物的应用;

②抗凝、抗血栓药的应用;

③血浆置换疗法;

④抗细胞因子的应用;

⑤中医治疗;

⑥血液透析与肾移植。

25.什么是急进性肾小球肾炎?

急进性肾小球肾炎起病急骤,发病重,进展迅速。患者蛋白尿、血尿、管型尿、水肿表现较明显,可有高血压、迅速发展的贫血及蛋白血症表现,继而发生进行性肾功能减退,出现少尿、无尿,如没有及时治疗,一般在半年内死于尿毒症。

26.急进性肾小球肾炎进行血浆置换的目的是什么？

可以清除体内血浆中的抗原、抗体、免疫复合物、补体及纤维蛋白原，尚可去除血浆中的炎症介质、细胞因子及生长因子。

27. IgA 肾病的病理特征与临床表现是什么？

病理特征：肾小球系膜区见以 IgA 为主的免疫复合物沉积，肾小球系膜增生为基本组织学改变。IgA 肾病也称 Berger 病。

临床表现：主要为血尿，多见于青壮年男性，可伴有不同程度的蛋白尿、高血压和肾脏功能受损，是导致终末期肾脏病的常见原发性肾小球疾病之一。

28.什么是慢性肾小球肾炎？

慢性肾小球肾炎起病缓慢，病情迁延，时轻时重，肾功能逐步减退；有不同程度的蛋白尿、血尿、水肿及高血压表现；病程中可因呼吸道感染原因诱发急性发作，出现类似急性肾炎表现，可有部分患者表现为自动缓解期。

29.什么是高血压肾病？

高血压肾病患者有多年的高血压病史，高血压导致肾脏损害，临床症状为少量的血尿及蛋白尿，远端肾小管损害明显，肾功能损害较常见。

30.什么是急性肾炎综合征？

急性起病，以血尿为突出表现，有蛋白尿、高血压、水肿、肾功能一过性损害表现。

31.肾病综合征的诊断标准？

①大量蛋白尿，24小时尿蛋白总量≥3.5 g/d；

②低蛋白血症，血浆白蛋白≤3 g/d；

③高脂血症；

④明显水肿。

32.肾病综合征的一般治疗原则有哪些？

抗凝，利尿消肿，应用糖皮质激素、细胞毒药物。

33.膜性肾病的概念、临床表现是什么？

膜性肾病是以肾小球基底膜（GBM）上皮细胞下免疫复合物沉积伴GBM弥漫增厚为特征的一组疾病。

80%的患者表现为肾病综合征，比较突出的并发症为血栓（常见于下肢静脉血栓、肾静脉血栓及肺栓塞）。

34.局灶节段性肾小球硬化（FSGS）的特征和临床表现？

特征：肾小球局灶（部分肾小球）节段性（部分毛细血管襻）硬化。

主要临床表现：患者均有不同程度的蛋白尿表现，60%以上的患者表现为肾病综合征，约50%的患者有不同程度血尿。

35.什么是急性肾衰竭?

急性肾衰竭是一组临床综合征,各种原因引起的急性少尿或无尿,致含氮代谢废物的排出急剧减少,患者迅速出现氮质血症,水、电解质和酸碱平衡紊乱。本病可导致循环、呼吸、神经、消化、内分泌代谢等功能发生变化,多数为可逆性。

36.什么是慢性肾衰竭?

肾功能因为某种原因发生部分或全部丧失,不能将废物有效地排出体外时,就会发生肾衰竭,衰竭的速度有快有慢,当肾脏明显缩小、肾功能的损害不可逆时,即为慢性肾衰竭。

37.肾功能不全分为哪几期?

肾功能不全分为4期。

第一期(肾功能不全代偿期):肾小球滤过率(GFR)50 ~ 80 mL/min(临床常用肌酐清除率来代表GFR),血清肌酐(Scr)133 177 μmol/L。

第二期(肾功能不全失代偿期):GFR 50 ~ 25 mL/min,Scr 186 442 μmol/L。

第三期(肾功能衰竭期):GFR 25 ~ 10 mL/min,Scr 451 ~ 707 μmol/L。

第四期(尿毒症期或肾衰竭终末期):GFR<10 mL/min,Scr>707 μmol/L。

38. KDOQI对于慢性肾脏病是如何分期的？

分期	描述	GFR [mL/(min·1.73 m²)]	说明
1	肾损伤指标(+)，GFR 正常	≥90	GFR 无异常，重点诊治原发病
2	肾损伤指标(+) GFR 轻度降低	60~89	减慢 CKD 进展，降低心血管病风险
3	GFR 中度降低	30~59	减慢 CKD 进展，评估治疗并发症
4	GFR 重度降低	15~29	综合治疗，透析前准备
5	肾衰竭	<15 或透析	透析前准备及透析治疗

39.正常人为什么不会出现蛋白尿？

正常人的肾小球滤过功能正常，肾小球滤过功能包括肾小球内皮细胞、肾小球基底膜和足细胞裂孔隔膜组成的机械和电荷滤过屏障，能够有效阻止血浆中的白蛋白及更大分子量的物质进入尿液。

40.什么是肾周脓肿？

肾内脓肿破入肾周而造成肾周围组织感染，形成的脓肿称为肾周脓肿，其致病菌与引起肾内脓肿的病原菌相同。肾周筋膜可将脓肿局限于肾周围组织。

41.什么是肾结石?

肾结石是在多种因素作用下,肾盂或肾盏的尿液成分和性质发生变化,逐步形成各种类型的结石,并滞留于肾盂肾盏中,肾结石活动后可落入输尿管、膀胱、尿液中,形成各部位不同的结石。

42.什么是肾结核?

肾结核是指肾结核杆菌自肺部或其他器官结核灶,经血行播散到肾脏引起的继发性感染。本病发病缓慢,早期无明显症状,严重者以顽固性尿路刺激征为主要临床表现,多发生于20～40岁的中青年,男性发病多于女性。肾结核患者的初发病灶是肾脏,结核病从肾脏开始,可以逐渐蔓延到输尿管膀胱和尿道,男性肾结核可以经尿道、射精管和前列腺管蔓延到生殖器。

43.引起药物性肾损害的临床常见药物有哪些?

可以引起肾损伤的药物种类繁多,肾脏受损的表现也不一样,常见的临床类型及相关药物有:

急性肾小管坏死:氨基糖苷类抗生素、造影剂、顺铂、两性霉素B、头孢噻啶、重金属;

肾前性肾衰竭:非甾体抗炎药、血管紧张素转换酶抑制剂(ACEI)、造影剂、环孢素;

间质性肾炎伴急性肾衰竭:青霉素类、磺胺类、头孢类、苯妥英钠、别嘌醇、利尿剂;

梗阻性急性肾衰竭：甲氨蝶呤、造影剂；

慢性肾衰竭：止痛剂、铅、亚硝酸、环孢素；

肾病综合征：金制剂、青霉胺、卡托普利、海洛因；

高钾血症：ACEI、氨苯蝶啶、钙通道阻滞剂、环孢素；

低钠血症：噻嗪类利尿药、氯贝丁酯、长春新碱；

肾性高血压：环孢素等。

44.庆大霉素的肾毒性在临床上有什么表现？

庆大霉素的肾毒性在临床上表现为急性肾小管坏死，临床症状表现为尿量减少或血尿，容易被漏诊。

45. 磺胺药物为什么会引起肾病？如何预防磺胺药对肾的损害？

磺胺药物通过以下途径引起肾脏的损害：大剂量使用磺胺嘧啶、磺胺噻唑，在肾小管内形成结晶，引起肾小管梗死性急性肾衰竭；过敏引起急性间质性肾炎。

用药前以及用药过程中，注意水化或碱化尿液，用药剂量要适当，可以预防尿液内的磺胺结晶形成，一旦结晶就会引起急性肾衰竭，可做膀胱镜，输尿管插管，以温热水或碱性溶液（10%碳酸氢钠）冲洗肾盂，仍不能解除梗死者，要按照肾病处理。

46.怎样避免利尿剂损伤肾脏？

对于肾功能减退的患者，要根据肾小球滤过率下降的程度，调整利尿剂的剂量。用药过程中，要密切动态观察尿常规以及肾功能，一旦发现肾脏损害的，应及时进行处理。

47.环孢素的肾毒性作用主要分为哪几种类型？

环孢素的肾毒性作用主要分为两种类型：

①环孢素收缩入球小动脉，导致肾脏功能急剧下降，不伴显著的组织学改变。此型在环孢素使用剂量减少或停药后，具有可逆性。

②慢性间质性肾炎，肾小管萎缩、纤维化。此型在环孢素使用剂量减少或停药后，为不可逆性改变。

48.什么是甘露醇肾损害？

静脉内大剂量使用甘露醇，每天大于200 g或48小时内大于400 g，可以损害肾小管上皮细胞，堵塞肾小管，引起急性少尿性肾衰竭。

49.哪些中药对肾脏有损害？

目前已知的是木通、雷公藤、草乌、鱼胆、蜈蚣、猪胆、益母草、防己、厚朴等。

50.什么是腹膜透析？

腹膜透析是尿毒症治疗的一种替代疗法，是在患者腹腔插一根腹透管，利用患者自身的腹膜进行液体的交换。腹膜透析是通过腹膜透析管将腹透液灌入腹腔。腹膜的一侧是含有代谢废物和多余水分的血液，另一侧是干净的腹透液，血液里的代谢废物和多余水分就会通过腹膜进到透析液里，4 h以后，把这些含有代谢废物和多余水分的腹透液从腹腔里放出来，再灌入新鲜透析液。这样不断地循环，就可不断地排出体内的毒素和多余水分。

51.腹膜透析的适应证是什么？

急性肾衰竭、慢性肾衰竭等。

第三章
中医肾病相关知识

1.肾的藏象与病能

肾左右各一，位于腰部，肾在五行属水，为阴中之太阴，与膀胱互为表里。肾藏精，主生殖，为先天之本，又主水，并有纳气功能。肾在体合骨，主骨生髓，其华在发，开窍于耳及二阴，在液为唾，在志为恐，通于冬气。肾藏元阴元阳，为人体生长发育之根，脏腑功能活动之本，若禀赋不足，久病体虚，一有耗伤，则诸脏皆病，故肾病多虚证。

膀胱位于小腹中央，主要生理功能是贮藏、排泄尿液，即膀胱气化。膀胱气化实际上隶属于肾的蒸腾气化。膀胱为病，多见湿热之证。

2.肾系病证常见证型

肾阳虚证、肾虚水泛证、肾阴虚证、肾精不足证、肾气不固证、膀胱湿热证。

3.水肿的病因病机

病因：风邪袭表、疮毒内犯、外感水湿、饮食不节及禀赋不足、久病劳倦。

病机：**肺失通调、脾失转输、肾失开阖、三焦气化不利**。

4.肾脏的生理特性

肾主蛰藏：以越冬虫类伏藏喻指肾有潜藏、封藏、闭藏精气之生理特性，故又称"肾为封藏之本"。肾的封藏作用，体现在人体的藏精、纳气、固摄冲任、固摄二便等方面。

肾水宜升：肾位于人体之下部，其气当升。肾中精气中含有肾阴、肾阳两部分。肾阳鼓动肾阴，与位于人体上部的心气交感互济，维持人体阴阳水火的协调。

肾恶燥：肾为水脏，喜润而不喜燥。

5.肾脏的生理功能

肾主藏精：指肾贮存、封藏精气以主司人体的生长发育、生殖的生理功能。精藏于肾而不无故流失，是其发挥正常生理效应的重要条件。

肾主水：肾具有主持和调节人体水液代谢的功能；调节并参与津液代谢相关脏腑功能；调节尿液的生成和排泄。

肾主纳气：肾具有摄纳肺吸入的清气而维持正常呼吸的功能。"肺为气之主，肾为气之根"。

6.肾脏的系统联系

肾藏志：指肾主意志和记忆的功能。

肾在志为恐：恐，是肾精、肾气对外在环境的应答而产生的恐惧、害怕的情志活动。过度恐惧，可导致"恐伤肾""恐则气下"等病理变化，引起二便失禁，甚则遗精、滑精等症。

肾在体合骨，荣齿，其华在发：肾精具有生髓而充养骨骼的功能；齿，即牙齿，为骨之延续，亦由肾中精气充养，故称"齿为骨之余"；发之色泽荣枯是肾脏功能的反映，"发为血之余"。

肾在窍为耳及二阴：肾精濡养于耳而维持听觉功能。肾精及肾气充盈，髓海得养，听觉灵敏；反之，肾精及肾气虚衰，髓海失养，则听力减退，或见耳鸣，甚则耳聋。二阴，指前阴和后阴。

肾在液为唾：唾为口津，具有润泽口腔、滋润食物及滋养肾精的作用。唾由肾精化生。

肾应冬：肾五行属水，为阴中之阴，与冬气相通应。冬季属阴中之太阴，肾藏精而为封藏之本，故有"早卧晚起，必待日光"之说。

7.肾与其他脏腑的关系

肾阴亏虚，水不涵木，肝阳上亢，可致眩晕；肾水不足，阴不济阳，虚火上越，心肾不交，可致心悸、不寐；肾不纳气，气不归原，可致哮喘；肾阳虚衰，火不暖土，可致五更泄泻；肾精亏损，脑髓失充，可致健忘、痴呆。

8. 肾与脾的关系

肾为先天之本，脾为后天之本。

先天与后天相互滋生：肾藏精，元气根于肾，是生命活动的原动力；脾化生后天之精，不断输送至肾，充养先天之精使之生化不息。两者是先天促后天，后天养先天的关系。

津液代谢：肾主水，主持调节全身津液代谢，肾之气化促进脾气运化水液；脾主运化，输布津液，使肾升清降浊得以实现，防止水湿停聚。脾肾协调，与其他相关脏腑共同维持水液代谢的平衡。

9. 肾与肺的关系

肺为气之主，肾为气之根。

呼吸运动：肺司呼吸，肾主纳气。肺气肃降，吸入清气，下纳于肾；肾纳清气，以维持呼吸深度。故称"肺为气之主，肾为气之根"。

津液代谢：肺为水之上源，通调水道，宣发津液外出腠理为汗，肃降水液下行至肾。肾为主水之脏，升清降浊，清者上达于肺，浊者下输膀胱。

阴阳互资：金能生水，肺金为肾水之母，肺阴充足，下输于肾，使肾阴充盈；水能润金，肾阴为一身阴液的根本，肺阴依赖肾阴滋养而充盛。

10. 肾与心的关系

肾属水，心属火。

水火既济：心火下降，以资肾阳，温煦肾水（肾阴），使肾水不寒；肾水上济，以滋心阴，制约心阳，使心火不亢。"心肾相交"，即"水火既济"。

精神互用：心藏神，肾藏精。精能化气生神，为气、神之基；神能统精驭气，为精、气之主。

君相安位：心为君火，肾为相火（命火）。君火在上，为一身之主宰；相火在下，为神明之臣辅。命火秘藏，禀命守位，则心阳充足；心阳充盛，则相火潜藏守位。君火相火，各安其位，则心肾上下交济。

11. 中医提到"肝肾同源"（即"乙癸同源"），肾与肝的关系如何理解？

精血同源：肝藏血，肾藏精，精血同源于水谷精微，且能相互转化资生。

藏泄互用：肝主疏泄，肾主封藏，二者之间存在着相互制约、相互为用的关系。

阴阳互滋互制：肾阴是一身之阴的根本，肾阴充盛滋养肝阴；肝阴充足能补充肾阴。肝肾之阴盈，可防止肝阳过亢，保持肝肾阴阳协调平衡；肾阳资助肝阳，温煦肝脉，可防肝脉寒滞。肝肾阴阳之间互制互用，维持了肝肾之间的协调平衡。

12.五行学说的相生相克

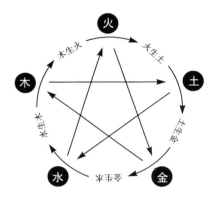

五行相生：木生火，火生土，土生金，金生水，水生木。

五行相克：金克木，木克土，土克水，水克火，火克金。

第三篇

医院感染管理防控知识

第一章
医院感染相关知识

1.什么是医院感染?

根据原国家卫生部2001年颁布的《医院感染诊断标准》,医院感染指住院病人在医院内获得的感染,包括在住院期间发生的感染和在医院内获得出院后发生的感染;但不包括入院前已开始或入院时已处于潜伏期的感染。

医院工作人员在医院内获得的感染也属院内感染。

无明确潜伏期的感染,一般指入院48 h后发生的感染。

2.控制医院感染最简单有效的方法是什么?

加强医务人员手卫生,做好清洁消毒及隔离。

3.医院感染的重点部门有哪些?

重症监护室、新生儿病房、手术室、内镜室、消毒供应中心、产房、导管室、血液透析室、口腔科等。

4.医院感染的主要危险因素是什么?

①侵入性操作;

②放化疗及免疫抑制剂的应用;

③造成机体免疫功能低下的原发疾病；

④抗菌药物的不合理使用；

⑤医疗器械、空气、医务人员手等的污染。

第二章
手卫生

1.医务人员手卫生包括哪些?

医务人员洗手、卫生手消毒和外科手消毒。

2.手卫生应遵循哪些原则?

当手部有血液或其他体液等肉眼可见的污染时,应用清洁剂和流动水洗手;手部没有肉眼可见污染时,宜使用速干手消毒剂消毒双手代替洗手。

3.什么情况下要洗手(洗手五个时机/时刻——两前三后)?

①接触患者前:与病人握手、测体温、体格检查、生活护理、各种医技检查、协助病人活动等;

②接触患者后:上述接触之后;

③进行清洁或无菌操作前:各种注射及穿刺、外科换药和引流、测血糖、吸痰、鼻饲、导尿、气管插管、内镜检查等各种侵入性操作;

④接触患者的血液体液、排泄物、破损的皮肤或者伤口敷料后;

⑤直接接触患者的周围环境后:接触患者床单元表

面、开关、医疗设备、病人个人物品、设备带等。

另外注意，以下情况也须洗手：

①从污染操作到清洁操作：比如从同一患者身体的污染部位到清洁部位；

②摘除手套后。

4.速干手消毒剂的使用方法是什么？

取适量（3 mL）的速干手消毒剂于掌心，严格按照六步洗手法进行揉搓，保证手消毒剂完全覆盖手部皮肤，揉搓至彻底干燥，至少15 s。

5.外科手消毒应遵循的原则有哪些？

①先洗手，后消毒；

②不同患者手术之间、手套破损或手被污染时，应重新进行外科手消毒。

第三章
医疗器具消毒、灭菌

1.医疗器械、器具和物品在何种情况下必须消毒？

接触完整皮肤、完整黏膜的医疗器械、器具和物品必须消毒。

2.医疗器械、器具和物品在何种情况下必须灭菌？

①进入人体组织的医疗器械、器具和物品；

②各种用于注射、穿刺、采血等有创操作的医疗器具。

第四章
标准预防

1.什么是标准预防？

①认定所有血液、体液、分泌物、排泄物（不含汗水）、黏膜组织和破损的皮肤都可能带有可被传播的感染源；

②适用于医疗机构内的所有患者和医务人员；

③预防感染源在医务人员和患者之间传播。

2.标准预防的关键措施有哪些？

①遵守手卫生规范；

②血液、体液可能污染面部时，要戴防护眼镜或防护面罩；

③血液、体液可能污染皮肤或衣服时，要穿隔离衣；

④遵守呼吸道卫生/咳嗽礼节；

⑤收治传染病患者时要根据可能的传播途径采取隔离措施；

⑥仪器/设施和环境怀疑被具有感染性的体液污染后应清洁消毒；

⑦遵守安全注射的原则。

第五章

医院治疗相关感染防控

1.锐器伤的防护措施有哪些？

①安装、拆卸手术刀片应使用血管钳协助；

②锐器用完后直接放入规范的利器盒；

③避免针头在治疗盘（弯盘）内作为废物再处理时发生锐器伤；

④禁止打开、清空、重复使用锐器盒；

⑤禁止双手回套针帽，如需盖帽只能单手盖帽或借用专用套帽装置。

2.锐器伤的处理流程是什么？

（1）锐器伤的局部处理：一挤、二洗、三消毒、四包扎。

①由近心端向远心端、四周向中央挤压，避免挤压伤口局部，尽可能挤出损伤处的血液；

②洗手液和流动水冲洗受伤部位至少5分钟；

③用75%酒精或0.5%碘伏进行消毒；

④包扎伤口。

（2）追踪暴露源。

（3）上报科主任/护士长、院感科，填写表格。

（4）根据评价结果，实施预防性用药及追踪检测。

3.什么是多重耐药菌？

多重耐药菌是指对临床使用的三类或三类以上抗菌药物同时呈现耐药的细菌。

4.我院重点监测的多重耐药菌有哪些？

①耐碳青霉烯类肠杆菌科细菌（CRE，主要包括肺炎克雷伯菌、大肠埃希菌）；

②耐甲氧西林金黄色葡萄球菌（MRSA）；

③耐万古霉素肠球菌（VRE，主要包括粪肠球菌、屎肠球菌）；

④耐碳青霉烯类鲍曼不动杆菌（CRABA）；

⑤耐碳青霉烯类铜绿假单胞菌（CRPAE）。

5.发生多重耐药感染应如何处理？多重耐药患者的隔离措施有哪些？

①尽量选择单间隔离，也可以将同类患者安置在同一房间；没有条件实施单间隔离时，应当进行床旁隔离，床间距大于1米。

②不宜将多重耐药患者与留置各种管道、有开放伤口或者免疫功能低下的患者安置在同一房间。

③微生物检验报告单应有提示"多重耐药，请隔

离"；医生下达接触隔离长期医嘱，床头挂隔离标识，执行接触隔离措施。床边配备速干手消毒剂，床边设专用感染性医疗废物桶，使用感染性医疗废物双层黄色垃圾袋。患者用后的被服应用感染性医疗废物双层黄色垃圾袋封装后交洗衣房处理。

④按照先非多重耐药菌感染患者，再多重耐药菌感染患者的顺序进行诊疗和护理。与患者直接接触的相关医疗器械、器具及物品如听诊器、血压计、体温表、输液架等要专人专用，并及时消毒处理；轮椅、担架、床旁心电图机等不能专人专用的医疗器械、器具及物品要在每次使用后擦拭消毒。

⑤加强对医务人员和患者频繁接触的物品表面、环境表面和地面的清洁消毒，每日2～3次，遇有明显污染随时进行清洁消毒。

⑥接触多重耐药菌感染患者的伤口、血液、体液、排泄物时，应当戴手套，必要时穿隔离衣。

⑦限制探视，加强对陪护人员和探视人员接触隔离相关知识的指导，进行手卫生，必要时戴口罩。

⑧合理使用抗菌药物。

⑨患者转科之前，应当通知转入科室采取相应隔离措施；患者转科、出院后，床单元应进行终末处理。临床痊愈或连续2次微生物标本培养结果为阴性的患者

即可解除隔离。

6.中心静脉插管相关血流感染的防控措施有哪些？

①严格掌握中央导管留置指征，每日评估留置导管的必要性，尽早拔除导管；

②操作时应严格遵守无菌技术操作规程，采取最大无菌屏障；

③宜使用有效含量≥2 g/L氯己定-乙醇（70%体积分数）溶液局部擦拭2~3遍进行皮肤消毒，作用时间遵循产品说明书；

④严格执行手卫生规范；

⑤应根据患者病情尽可能使用腔数较少的导管；

⑥置管部位不宜选择股静脉；

⑦应保持穿刺点干燥，密切观察穿刺部位有无感染征象；

⑧如无感染征象时，不宜常规更换导管，不宜定期对穿刺点涂抹送微生物检测；

⑨当怀疑中央导管相关性血流感染时，如无禁忌，应立即拔管，导管尖端送微生物检测，同时送静脉血进行微生物检测。

第六章
医院感染暴发管理

1.什么是医院感染暴发?

医院感染暴发是指在医院或某科室患者中,短时间内发生3例以上同种同源感染病例的现象。

2.什么是疑似医院感染暴发?

疑似医院感染暴发是指在医院或某科室的患者中,短时间内出现3例以上临床症候群相似、怀疑有共同感染源的感染病例;或者3例以上怀疑有共同感染源或感染途径的感染病例现象。

3.医院发现哪些情况应于12 h内向所在地县级卫生行政部门以及疾病预防控制机构报告?

①5例以上疑似医院感染暴发;

②3例以上医院感染暴发。

4.医院发生疑似医院感染暴发或者医院感染暴发时的应急处置流程?

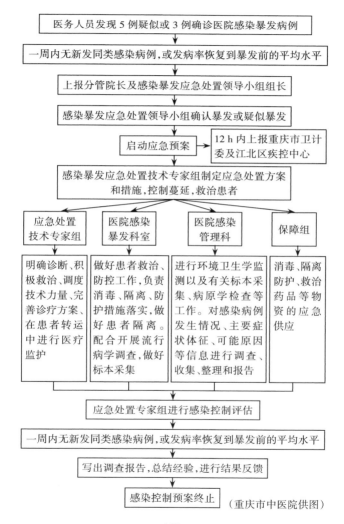

医务人员发现 5 例疑似或 3 例确诊医院感染暴发病例

一周内无新发同类感染病例，或发病率恢复到暴发前的平均水平

上报分管院长及感染暴发应急处置领导小组组长

感染暴发应急处置领导小组确认暴发或疑似暴发

启动应急预案 → 12 h 内上报重庆市卫计委及江北区疾控中心

感染暴发应急处置技术专家组制定应急处置方案和措施，控制蔓延，救治患者

应急处置技术专家组	医院感染暴发科室	医院感染管理科	保障组
明确诊断、积极救治、调度技术力量、完善诊疗方案、在患者转运中进行医疗监护	做好患者救治、防控工作，负责消毒、隔离、防护措施落实，做好患者隔离。配合开展流行病学调查，做好标本采集	进行环境卫生学监测以及有关标本采集、病原学检查等工作。对感染病例发生情况、主要症状体征、可能原因等信息进行调查、收集、整理和报告	消毒、隔离防护、救治药品等物资的应急供应

应急处置专家组进行感染控制评估

一周内无新发同类感染病例，或发病率恢复到暴发前的平均水平

写出调查报告，总结经验，进行结果反馈

感染控制预案终止　（重庆市中医院供图）

5.发生医院感染如何上报？

通过内网的医院感染实时监控系统或电子病历系统上报，24 h内报告医院感染管理科。

第七章
医疗废物及医疗用品管理

1.医疗废物分类有哪些？

医疗废物共分5类，包括感染性废物、损伤性废物、病理性废物、药物性废物、化学性废物。

2.医疗废物如何管理？

①医疗废物必须严格分类收集；少量的药物性废物可放入感染性废物袋内，但应在标签上注明；

②损伤性废物必须放入防刺利器盒中；

③盛装的医疗废物达到包装物或者容器的3/4时，应当使用有效的封口方式，使包装物或者容器的封口紧实、严密；

④隔离的（疑似）传染病患者或隔离的非传染病感染患者产生的医疗废物应使用感染性医疗废物双层黄色垃圾袋包装，及时密封并标明感染性疾病名称；

⑤科室应对医疗废物交接进行登记，包括科室名称、种类、数量、产生日期、交接人员签字；

⑥医疗废物暂时贮存的时间不得超过2天(48 h)。

3. 一次性医疗器械的管理？

使用前应检查包装的完好性，并在有效期内使用；应一人一用一抛弃，禁止一次性医疗器械重复使用。

4. 消毒物品与无菌物品的管理？

①抽出的药液、开启静脉输入的无菌液体，注明开启日期和时间（>2 h 不得使用）；

②启封抽吸的各种溶媒，注明开启日期和时间（>24 h 不得使用）；

③灭菌物品（棉签、棉球、纱布等）一经打开，使用时间<24 小时；

④一次性小包装的瓶装碘酒、酒精，启封后应注明开瓶日期或失效日期（年月日时），使用时间≤7 天；

⑤非一次性使用的碘酒、酒精容器密闭保存，每周更换 2 次，同时更换灭菌容器；

⑥含氯消毒剂应现配现用，配制后使用时间不应超过 24 h，加盖保存；

⑦三管管理：呼吸机外部管路及配件应每 7 天更换一次；中央静脉置管穿刺点无菌透明敷料应至少每 7 天更换一次，无菌纱布敷料应至少每 2 天更换一次；集尿袋应至少每 7 天更换一次；均应标注更换日期。

第四篇

血透室急危重症护理技术

第一章
急诊护理评估

1.初级评估目的和内容有哪些?

目的:快速识别有生命危险需要立即抢救的患者。

内容:ABCDE——A:气道及脊椎;B:呼吸功能;C:循环功能;D:神志状况;E:暴露患者/环境控制。

2.次级评估的目的和内容有哪些?

目的:识别疾病与损伤的指征。

内容:问诊;测量生命体征(体温、脉搏、呼吸、血压、血氧饱和度SpO_2)。

重点评估:精神,脑,眼、耳、鼻、喉,心脏,胸、肺,胃、肠,泌尿系统,生殖系统,骨骼与肌肉。

第二章
心肺复苏(CPR)技术

1.心搏骤停(SCA)的定义及其临床表现?

定义:指心脏射血功能突然终止,是心源性猝死的最主要原因。

临床表现:

①意识丧失,或全身短暂性抽搐。

②心音消失、大动脉搏动消失,触摸不到颈动脉搏动。

③呼吸停止或先呈叹息样呼吸,继而停止。

④面色苍白或青紫。

⑤双侧瞳孔散大或固定。

2.心肺复苏(CPR)的定义?

CPR是针对心搏、呼吸停止所采取的抢救措施,即应用胸外按压或其他方法形成暂时的人工循环并恢复心脏自主搏动和血液循环,用人工呼吸代替自主呼吸并恢复自主呼吸,达到恢复苏醒和挽救生命的目的。

3.心肺复苏的CABD是什么?

循环支持C:胸外按压深度至少5 cm;频率100~

120次/分；部位为胸骨中下段；按压放松期间的胸壁充分回弹，按压的中断时间小于10 s；每2 min轮换一次按压员。

开放气道A：仰头抬颏/颌法；托颌法。

人工呼吸B：口对口人工呼吸；经口咽通气管或面罩通气，建立气管插管或声门气道后，每6 s进行一次通气（10次/分）。

早期除颤D：双向波为120～200 J，单向波为360 J。

4.心肺复苏的按压与呼吸比例是多少？

30次按压：2次呼吸。

5.心肺复苏效果的判断有哪些？

①瞳孔：散大变回缩；

②面色及口唇：苍白变红润；

③颈动脉搏动：停止按压后仍跳动；

④神志：眼球活动，睫毛反射与瞳孔对光反射阳性，手脚抽动，肌张力增加；

⑤自主呼吸出现；

⑥收缩压：大于60 mmHg。

6.心肺复苏的常用药物有哪些？

肾上腺素、血管加压素、胺碘酮、利多卡因、硫酸镁、阿托品、碳酸氢钠。

7.成人心脏骤停的抢救流程及注意要点是什么？

突发呼吸、心跳停止患者抢救流程图（重庆市中医院供图）

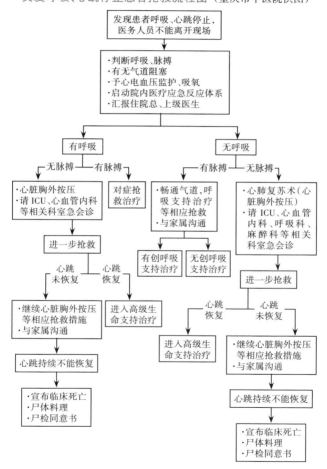

抢救工作注意要点：

①急危重症患者的抢救工作，原则上由现场职称最高的医师主持；

②涉及多发性损伤或多脏器病变的患者，应及时请专科医师会诊，并由现场主持抢救工作的最高资质的医师主持多学科会诊；

③根据会诊意见由可能威胁到患者生命的疾病所属专业科室接收患者，需转科者由目前所在科室医护人员共同护送至下一科室；

④抢教过程中与患者家属做好充分医患沟通，对于拒绝气管插管、心脏胸外按压、呼吸机等抢救措施者需做好书面医患沟通记录；若没有家属在床旁，需电话沟通并进行录音，同时做好相关医疗文书记录。

第三章
急诊心电图操作技术与常见心电图

1.心电图十二导联电极的连接位置？

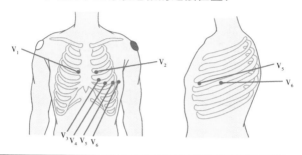

肢导联		
RA/R	右上肢	红
LA/L	左上肢	黄
LL/F	左下肢	绿
RL/RF	右下肢	黑
胸导联		
C_1 / V_1	胸骨右缘第 4 肋间	红
C_2 / V_2	胸骨左缘第 4 肋间	黄
C_3 / V_3	V_2、V_4 连线中点	绿
C_4 / V_4	左锁骨中线与第 5 肋间交点	棕
C_5 / V_5	左腋前线同 V_4 水平处	黑
C_6 / V_6	左腋中线同 V_4 水平处	紫

2.录图的步骤有哪些?

①开机;

②快速心电图,稳定后按F开始记录60 s;

③保存后记录病人申请单姓名、年龄、登记号;

④发送并告知心电图室查看急诊心电图。

3.如何识别常见心电图?

①窦性心律:有P波,QRS波窄,心律齐;

II

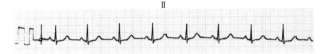

②房性早搏:QRS波窄;

aVF

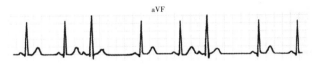

③交界性早搏:QRS波窄;

aVF

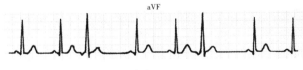

④室性早搏:QRS波宽;

II

⑤室上性心动过速：QRS波窄，心率快，心律齐；

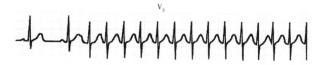

⑥室性心动过速：QRS波宽，心率快，心律齐；

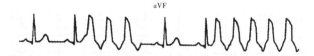

⑦心房扑动：无P波，QRS波窄；

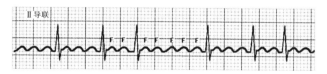

⑧心房颤动：无P波，QRS波窄，心律不齐；

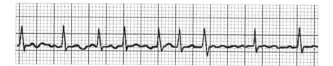

⑨心室扑动：无P-QRS-T波，呈规律曲线；

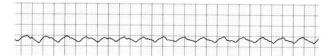

⑩心室颤动：无P-QRS-T波，心律不齐；

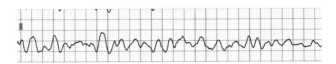

⑪心室扑动—颤动：无P-QRS-T波，呈规律-不规律曲线；

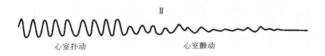

心室扑动　　　　　　　心室颤动

⑫二度房室阻滞：P-QRS-T波失去正常形态，呈不规律曲线；

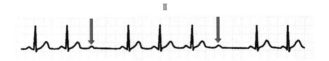

⑬高度房室阻滞：窦性P脱落，出现有P波的长间隙；

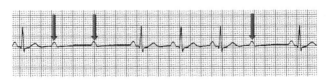

⑭急性前壁心肌梗死：ST段抬高，呈凹面向上型；

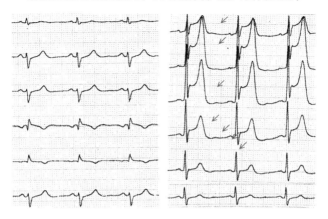

⑮急性下壁心肌梗死：ST段抬高，呈斜直型。

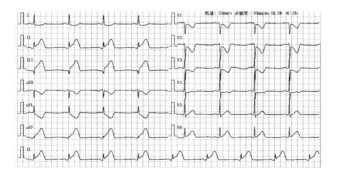

第四章
简易呼吸器操作技术

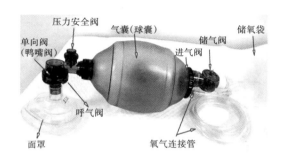

压力安全阀　　气囊(球囊)　　储气阀　　储氧袋
单向阀
(鸭嘴阀)　　　　　　　　　　　　　进气阀
呼气阀
面罩　　　　　　　　　氧气连接管

1.使用简易呼吸器前的检查内容有哪些?

①检查呼吸囊的弹性及有无漏气;

②检查呼吸囊与气管导管各接口是否紧密完好,有无漏气。

2.简易呼吸器的操作步骤有哪些?

①将呼吸囊连接面罩,再将呼吸囊连接输氧管,调节氧流量为 8 ~ 10 L/min。

②患者去枕后仰,抢救者站于患者头顶侧,清除患者呼吸道分泌物及异物使呼吸道通畅。采用仰头抬颏法开放气道。一手以"EC"手法(拇指和示指按压面罩,

其余三指提起下颌）固定面罩，另一手有规律地捏放呼吸囊。每次送气 500～1 000 mL，捏放呼吸囊频率为每分钟 16～20 次。

③观察患者胸廓是否随捏、松呼吸囊的操作相应起伏。

④听诊患者两肺，了解两肺呼吸音情况。

第五章
吸痰操作技术

1.经口鼻吸痰的注意事项有哪些?

①经口腔吸痰:吸痰管由口颊部插至咽喉部,其深度约为15 cm,在无吸力情况下,趁患者吸气时,平稳快速将吸痰管插入。

②经鼻腔吸痰:如口腔吸痰困难时,可采用经鼻吸痰法(颅底骨折患者禁用)。在患者吸气时,平稳快速地将吸痰管沿鼻道插至咽喉部,其深度约为20~25 cm。

③昏迷患者可用压舌板将口启开,若患者有舌根后坠情况,在吸引前将下颌托起或用舌钳将舌拉出。

④一次吸引时间不宜超过15 s,连续吸引总时间不超过3 min。吸引负压不可过大,一般成人为300~400 mmHg,小儿为250~300 mmHg,以免损伤呼吸道黏膜。

⑤插管时不应有负压,以免损伤呼吸道或口腔黏膜。

⑥储液瓶内的痰液应及时倾倒,瓶内液体不能超过瓶体的2/3量,以免将液体吸入气泵内损坏机器。

⑦吸引管及储液瓶要定时消毒,痰液(在吸痰前吸痰瓶放含氯消毒剂,最终比例为1∶1 000)消毒后再

倾倒。

⑧吸痰法是一项急救护理技术，操作时动作应准确、轻柔、敏捷，吸痰过程要注意观察患者呼吸。

2.人工气道吸痰法的注意事项有哪些？

①在无吸力状态下从插管或套管内插入吸痰管，其插管深度取决于痰液的位置，一般吸痰管插入应长于人工气道至气管隆凸之上，气管插管时，吸痰管应插入 30~35 cm 以上，气管再套管时，应插入 10~15 cm 以上；

②痰管送到一定深度后再启动吸引器，自下往上慢慢移动，并左右旋转，提出后用生理盐水冲洗管腔，将吸痰器弃于消毒液中（一次性吸痰管则弃于感染性医疗废物双层黄色垃圾袋）；

③如病人痰液比较黏稠，可在吸痰前向气管内滴入湿化液；

④吸痰时防止内套管脱出，吸痰管外径不宜超过人工气道内径的1/2，防止负压过大出现肺泡萎缩；

⑤呼吸衰竭患者吸痰前，可加大氧浓度 3~5 min 后，再给予吸痰，以防吸痰后出现低氧血症；

⑥吸痰盘及用物每日更换消毒一次；每吸痰一次更换一根痰管，不得反复使用；吸口腔或鼻腔的痰管切忌进入人工气道内吸引。

第六章
心电监护仪操作技术

1.紧急抢救患者时，心电监护仪操作的第一步是什么？

紧急抢救时须以最快的速度得出两个参数值，即患者的脉率（PR）和血氧饱和度（SpO_2），所以，上心电监护的第一步是佩戴血氧饱和度指套，这样医护人员就能够快速完成对患者基本体征的评估，并且不建议血氧饱和度指套和自动血压计袖带戴在同一侧肢体上。

2.无创血压监测有什么要注意的呢？

①注意避免在内瘘肢体，偏瘫肢体，一侧乳腺癌切除的同向肢体，输液肢体，水肿、血肿、皮肤破损的肢体上进行血压监测；

②应常规更换测量部位，建议每4小时更换一次。避免在一侧肢体上持续测量，以免与袖带摩擦的肢体发生紫癜、缺血和神经损伤。

3.通常使用心电监护仪时用的电极以及各电极安放的位置有哪些?

左上	黑(LA)	胸骨左缘锁骨中线第一肋间
右上	白(RA)	胸骨右缘锁骨中线第一肋间
左下	红(LL)	左锁骨中线剑突水平处
右下	绿(RL)	右锁骨中线剑突水平处
中间	棕(C)	胸骨左缘第四肋间

4.监护系统监测心电图时主要的观察指标有哪些?

①定时观察并记录心率和心律、呼吸和氧饱和度;

②观察是否有P波,P波的形态、高度和宽度如何;

③测量P—R间期、Q—T间期;

④观察QRS波形是否正常,有无"漏搏";

⑤观察T波是否正常;

⑥注意有无异常波形出现。

第七章
除颤仪操作技术

1.除颤器的分类有哪些？

按是否与 R 波同步来分：非同步型除颤器；同步型除颤器。

2.除颤仪的使用注意事项有哪些？

①及时检查除颤器性能，及时充电；

②导电胶涂抹要均匀，防止皮肤灼伤；

③放电除颤时，注意患者应和其他人、物绝缘；

④儿童能量选择：首次为 2 J/kg，第 2 次为 2～4 J/kg，第 3 次为 4 J/kg；

⑤对于能明确区分 QRS 和 T 波的室速，应进行同步电复律；无法区分者，采用非同步电除颤；

⑥同步电复律通常遵医嘱选择稍低的起始能量，选择能量前应按下"同步"键。

3.除颤仪电极和电能的选择有哪些注意事项？

电极的选择：体外电复律时电极板的安放有两种。

一种称为前后位，即一块电极板放在背部肩胛下区，另一块放在胸骨左缘第 3～4 肋间水平。选择性电复律术宜采用这种方式。

另一种是一块电极板放在胸骨右缘第2～3肋间（心底部），另一块放在左腋前线内第5肋间（心尖部）。这种方式迅速便利，适用于紧急电击除颤。两块电极板之间的距离不应<10 cm。两个电极板之间要保持干燥，避免因导电糊或盐水相连而造成短路。电极板把手也应保持干燥，不能被导电糊或盐水污染，以免伤及操作者。

电能的选择：电复律所用电能用J表示。

按需要量充电，心室颤动为250～300 J，非同步复律。室性心动过速为150～200 J，心房颤动为150～200 J，心房扑动为80～100 J，室上性心动过速为100 J，均为同步复律。

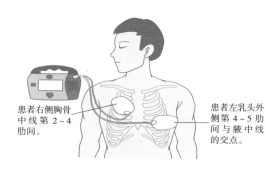

患者右侧胸骨中线第2～4肋间。

患者左乳头外侧第4～5肋间与腋中线的交点。

第八章
急性中毒护理

1.有机磷杀虫药中毒的临床表现有哪些?

毒蕈碱M样症状:最早出现,因副交感神经末梢兴奋所致,表现为平滑肌痉挛和腺体分泌增加,临床上可出现恶心、呕吐、腹痛、腹泻、多汗、瞳孔缩小、流泪、流涎、尿频、大小便失禁、心率减慢、支气管痉挛、气促、肺水肿等。此类症状可用阿托品对抗。

烟碱N样症状:乙酰胆碱对骨骼肌的神经终板的作用和烟碱的作用相近,临床表现为面、眼睑、舌、四肢和全身的横纹肌纤维颤动,甚至发生强直性痉挛,而后肌力减退、瘫痪和呼吸肌麻痹。此类症状不能用阿托品对抗。

中枢神经系统症状:表现为头痛、头晕、乏力,严重者出现谵妄、惊厥、中枢性呼吸衰竭和昏迷。

2.有机磷杀虫药中毒的病情判断有哪些?

轻度中毒:M样症状,全血胆碱酯酶活力CHE(正常100%)降至70%~50%;

中度中毒:典型的M样和N样症状,CHE为30%~

50%；

重度中毒：除 M 样和 N 样症状外，还表现为脑水肿、肺水肿、呼衰、抽搐、昏迷，CHE<30%。

3.有机磷杀虫药中毒的救治原则有哪些?

迅速清除毒物，紧急复苏，使用解毒剂（早期、足量、联合、重复），对症治疗。

4.有机磷杀虫药中毒的护理措施有哪些?

即刻护理：保持呼吸道通畅，必要时机械通气；

洗胃护理：及早、彻底、反复。

5.有机磷杀虫药中毒病情观察有哪些?

①生命体征；

②神志、瞳孔变化；

③中毒后"反跳"：某些有机磷杀虫药如乐果和马拉硫磷口服中毒，经急救急性中毒症状好转后数日至一周内，突然重新出现中毒症状，甚至昏迷、肺水肿或突然死亡；

④迟发性多发性神经病：急性中度、重度中毒症状消失后 2～3 周，出现感觉型、运动型多发性神经病变；

⑤中间型综合征：肌无力，介于急性与迟发性之间，一般发生在中毒后 1～4 天。

6.二氧化碳中毒的临床表现有哪些?

轻度:头痛、头晕、乏力、恶心,COHb 占 10%～20%;

中度：皮肤黏膜呈樱桃红色、神志模糊、烦躁、谵妄、昏迷，各种反射迟钝，COHb占30%～40%；

重度：深昏迷，各种反射消失，COHb占40%以上。

7.二氧化碳中毒的救治原则是什么？

现场急救（脱离，呼吸道，CPR），氧疗，防治脑水肿并发症，对症治疗，血透治疗，纠正电解质紊乱。

第九章

常见各系统急危症护理

1.呼吸系统急危症的主要表现是什么？其特点及病因是什么？

呼吸系统急危症的主要表现是呼吸困难。

呼吸困难的特点：患者主观上感觉"空气不足"或"呼吸费力"，客观上表现为呼吸频率、深度、节律的异常，严重时可出现端坐呼吸、发绀，辅助呼吸肌参与呼吸。

呼吸困难的病因：急性肺栓塞（APE）、支气管哮喘、急性呼吸窘迫综合征（ARDS）、慢性阻塞性肺疾病（COPD）、自发性气胸。

2.呼吸系统急危症的救护原则是什么？

保持呼吸道通畅，纠正缺氧和/或二氧化碳潴留，纠正酸碱平衡失调，为基础疾病及诱发因素的治疗争取时间，最终改善呼吸困难取决于病因治疗。

3. 呼吸系统急危症的护理措施有哪些？

①即刻护理：保持呼吸道通畅，给氧，建立静脉通道，及时给药，留取血标本，摆好合适体位，备好急救

物品，做好隔离措施；

②用药护理：控制感染（抗生素），解痉平喘（β_2受体激动剂、茶碱类、糖皮质激素、肾上腺素），维持呼吸、血压稳定，纠正酸中毒，根据情况使用止痛药；

③病情监测：生命体征、呼吸功能、氧疗效果；

④肺栓塞护理：镇静，胸痛护理，溶栓治疗（建立静脉通路，用药时防止颅脑出血等不良反应）；

⑤支气管哮喘急性发作护理：缓解气道阻塞，纠正低氧血症，恢复肺功能，解痉；

⑥ARDS护理：氧疗，监测体液量（负平衡：出－入=500 mL），治疗原发病，加强营养，防治并发症；

⑦COPD护理：氧疗，抗感染，祛痰，止咳，解痉，有效排痰；

⑧自发性气胸护理：迅速排气减压，胸腔闭式引流，手术治疗，防治并发症。

4.循环系统急危症的主要表现是什么？病因是什么？

患者主要表现为急性胸痛。

病因：急性冠状动脉综合征（ACS）、主动脉夹层（AD）、急性肺栓塞（APE）。

5.循环系统急危症应如何进行病情评估？

疼痛严重程度：面色苍白、出汗、发绀、呼吸困难及生命体征异常即为危急状态。

观察临床表现：

①起病时间：ACS为10 min内，AD为突发起病；

②疼痛部位及放射部位：心绞痛、心梗为胸骨后或心前区疼痛，向左肩和左臂内侧放射；AD：升主动脉夹层疼痛，向前胸、颈、喉放射，降主动脉夹层疼痛，向肩胛区、背部、腹部放射；APE、气胸为患侧胸痛伴呼吸困难；

③疼痛性质：心绞痛、心梗疼痛呈压榨性有窒息感；AD疼痛为撕裂样疼痛；APE疼痛为胸膜炎样或心绞痛样疼痛。

完善辅助检查：实验室检查（肌钙蛋白：心肌损伤）、ECG、超声心动图、CT动脉造影。

救治原则：首先集中精力迅速判断是否属于致命性胸痛，给予积极救治，然后针对病因进行治疗。

6.循环系统急危症的护理措施有哪些？

①即刻护理：静卧，给氧（使$SaO_2 \geqslant 94\%$）；监测生命体征；描记ECG；建立静脉通路，保证给药；做好CPR和除颤准备；完善辅助检查。

②ACS护理：

a.给药：硝酸酯类、β受体阻滞剂、钙离子拮抗剂、抗凝抗栓类药物、止痛药；

b.再灌注心肌治疗护理；

c.并发症护理：心律失常、心源性休克、急性左心衰；

d.心理护理；

e.健康指导。

③AD护理：

a.给药：降压，降低心肌收缩力（β受体阻滞剂）；

b.病情监测；

c.做好介入或手术治疗准备。

7.消化系统急危症的主要表现是什么？其特点及病因是什么？

消化系统急危症的主要表现是急性腹痛。

急性腹痛的特点：突然发生、变化快、疼痛往往剧烈、病情重。

急性腹痛的病因：腹腔脏器病变（炎症、阻塞或扭转、胃肠道急性穿孔、破裂出血、血管病变、腹壁疾病），全身性疾病（代谢异常及中毒、变态反应、神经源性病变），胸部疾病。

8.消化系统急危症的救护原则是什么？

挽救生命，减轻痛苦，积极对症治疗和预防并发症。

9.消化系统急危症的护理原则有哪些？

①即刻护理：处理能危及生命的情况；

②控制饮食及胃肠道减压：禁食禁饮；

③补液护理；

④应用抗生素，预防感染；

⑤病情监测；

⑥治疗原发病；

⑦对症护理；

⑧嘱患者卧床休息；

⑨心理护理，帮助患者稳定情绪；

⑩术前准备。

10.什么叫"五禁四抗"原则？

不能确诊的急腹症应遵循"五禁四抗"原则。五禁：禁食禁饮、禁热敷、禁灌肠、禁用镇痛药、禁止活动；四抗：抗休克、抗感染、抗体液失衡、抗腹胀。

11.全身性炎症反应综合征（SIRS）的定义？

SIRS指任何致病因素作用于机体所引起的全身性炎症反应（失控反应）。

12.全身性炎症反应综合征（SIRS）的临床表现有哪些？

①呼吸增快：>20次/分，$PaCO_2<32$ mmHg；

②心率增快：>90次/分；

③体温异常：>38 ℃或<36 ℃；

④外周血白细胞总数或分类异常：白细胞计数$<4×10^9/L$或$>12×10^9/L$，或未成熟白细胞>10%；

⑤高代谢状态：高氧耗、高血糖、蛋白质分解增加、负氮平衡；

⑥高循环动力：高心排量、低外周阻力；

⑦低氧血症、意识障碍、少尿、高乳酸血症；

⑧TNF、IL-1、IL-6、IL-8、内源性NO、C反应蛋白明显增高。

13.全身性炎症反应综合征（SIRS）的救治原则是什么？

去除病因，治疗原发病，拮抗炎症介质及对症支持治疗。

14.全身性炎症反应综合征（SIRS）的护理措施有哪些？

①即刻护理：保护呼吸道通畅，建立静脉通路，监测血液、SaO_2，降温；

②重症患者常规护理：监测生命体征，置管，监测出入量，根据情况使用药物，营养支持，摆好合适体位，应用保护性措施，加强医患沟通，按制环境因素，加强基础护理；

③器官功能监测与护理：中枢神经系统、呼吸系统、循环系统、肾；

④并发症观察。

15.什么是多器官功能障碍综合征（MODS）？其特征是什么？

MODS是指机体在遭受严重创伤、休克、感染24 h后，同时或序贯出现2个或2个以上与原发病损有或无直接关系的系统或脏器的可逆性功能障碍。

特征：发病前器官功能正常或相对稳定；遭受损伤超过24 h；远隔器官；呈序贯性；缺乏特异性；发展迅速；损伤可逆。

16.多器官功能障碍综合征（MODS）的救治原则是什么？

控制原发病，加强器官功能支持和保护，合理应用抗生素，调节免疫，阻断炎症反应。

第十章
危急值

1.什么是危急值？

"危急值"是指当这种检验结果出现时，表明患者可能正处于有生命危险的边缘状态，临床医生需要及时接收检验信息，迅速给予患者有效的干预措施或治疗，就可能挽救患者生命，否则就有可能出现严重后果，失去最佳抢救机会。

2.接收到危急值怎么办？

检验科发现并确认危急值—电话通知相关病区护士—值班护士接听电话并做好记录—护士报告主管医生或值班医生—迅速采取措施并做好记录。

3.血透室常见危急值有哪些？

检验项目	正常范围	危急值	高限意义	低限意义
血清钾（mmol/L）	3.5～5.5	≤2.8 ≥6.0	严重高钾血症，可有心率失常、呼吸麻痹	低钾血症，呼吸肌麻痹

续表

检验项目	正常范围	危急值	高限意义	低限意义
血清钠 (mmol/L)	135~145	≤110 ≥155	高钠血症,应检查其他实验项目,高渗状态	低钠血症,应采取治疗措施,低渗状态
血清钙 (mmol/L)	2.25~2.75	≤1.5 ≥3.5	甲状旁腺危象或骨转移	低血钙性手足抽搐
血糖 (mmol/L)	3.9~6.1	≤2.5 ≥25	高血糖性昏迷,渗透性多尿伴严重脱水和酮中毒	缺糖性神经症状,低血糖性昏迷
肌钙蛋白 (ug/L)	0.02~0.13	≥0.15	预示心肌梗死或不规则心绞痛	/
尿素氮 (mmol/L)	2.5~6.3	≥30	急性肾功能衰竭	/
肌酐 (umol/L)	50~120	≥800	急性肾功能衰竭	/
TCO_2 (mmol/L)	24~32	≤8 ≥40	代谢性碱中毒,呼吸性酸中毒	代谢性酸中毒,呼吸性碱中毒
动脉血 pH	7.34~7.45	≤7.15 ≥7.55	碱中毒	酸中毒
动脉血 PCO_2 (mmHg)	35~45	≤10 ≥80	急性呼吸衰竭	急性呼吸衰竭

续表

检验项目	正常范围	危急值	高限意义	低限意义
动脉血 PO_2（mmHg）	80～100	≤50	/	严重缺氧，可能死亡，急性呼吸衰竭
WBC（10^9/L）	4～10	≤2.0 ≥30	急性白血病的可能，严重感染	有引发致命性感染的可能
Hb（g/L）	男：120～160 女：110～150	≤50 ≥250	RBC 增多，红白血病？肺心病？	急性大量失血或严重贫血
PLT（10^9/L）	100～300	≤30	/	可能有严重的失血倾向
PT（s）	11～14	≥30	严重的出血倾向，DIC 等	/
APTT（s）	26～36	≥80	严重的出血倾向，DIC 等	/